常見病藥膳調養叢書 4

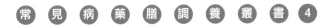

高脂血症
四季飲食

薛　輝
李　浩　編著

U0121276

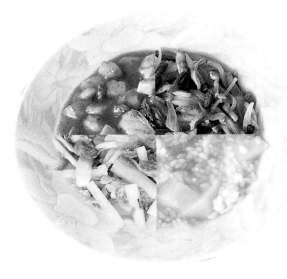

品冠文化出版社

國家圖書館出版品預行編目資料

高脂血症四季飲食 / 薛輝 李浩 編著；
－ 初版 －臺北市：品冠文化，2003〔民 92〕
面 ；21 公分－（常見病藥膳調養叢書；4）
ISBN 957-468-192-0（平裝）
1. 高脂血症　2. 食物治療　3. 藥膳
415.6　　　　　　　　　　　　　91021934

常見病藥膳調養叢書 ④

高脂血症四季飲食

編 著 者 / 薛 輝、李 浩
發 行 人 / 蔡 孟 甫
出 版 者 / 品冠文化出版社
社　　　址 / 台北市北投區（石牌）致遠一路 2 段 12 巷 1 號
電　　　話 / （02）28233123‧28236031‧28236033
傳　　　真 / （02）28272069
郵政劃撥 / 19346241
E－mail / dah_jaan@pchome.com.tw
登 記 證 / 北市建一字第 227242
承 印 者 / 深圳中華商務聯合印刷有限公司
地　　　址 / 深圳市福田區車公廟工業區 205 棟
初版 1 刷 / 2003 年（民 92 年） 2 月
ISBN 957-468-192-0

定價 / 200 元

前　言

　　食療是在中醫理論指導下，經過千百年實踐而形成的獨特的理論體系，為歷代醫家所推崇，也為歷代百姓所應用。在科學技術高度發達的今天，人們仍喜歡用食療來調整人體的陰陽平衡，補充營養物質，達到防病治病的目的。然而，食療並非對人人有益，有的疾病與飲食關係密切，有的疾病則關係不大，而且藥膳是不可以亂用的。因為中國一年四季的氣候變化較大，中醫學認為，乾燥的氣候容易傷腎，偏熱偏寒的氣候容易傷心肺，多風或大風的氣候容易傷肝，寒濕或濕熱的氣候容易傷脾胃，所以，應根據氣候變化特點，擇時進行補益。但是，如何做到合理安排病人飲食，怎樣用藥食兩用的物品做成藥膳，則是擺在人們面前的難題。為了滿足廣大讀者的願望，我們組織這方面的專家，編寫了這套"常見病藥膳調養叢書"。

　　這套叢書包括《脂肪肝四季飲食》、《高血壓四季飲食》、《慢性腎炎四季飲食》、《高脂血症四季飲食》、《慢性胃炎四季飲食》、《糖尿病四季飲食》、《癌症四季飲食》七個分冊。均由臨床經驗豐富的藥膳專家編寫、製作。這七種書不僅介紹了疾病的防治常識、疾病與飲食的關係、四季飲食膳方以及常用防治疾病的食物和藥物。還詳細介紹了每款膳食的原料、製作方法、食用方法以及功效主治，並配以彩色圖片。從而突出了可操作性和有效性，可使讀者能夠準確地使用補益類中藥，正確地製作防病膳食，安全地擇時應用，有利於強身保健。

　　人人需要健康，人人渴望健康，但實現人人健康，重要的是要從自己做起，要養成健康的習慣，調整心態，平衡飲食，加強鍛鍊。願本書能為您的健康提供幫助，成為您生活中的朋友。

編 著 者

目　錄

一　認識高脂血症

二　高脂血症的預防與調控

三 正確掌握患高脂血症後的飲食調養

四 對高脂血症有益的常用食物

五 高脂血症的四季飲食

春季飲食

夏季飲食

秋季飲食

冬季飲食

一　認識高脂血症

1 血脂是什麼

　　所謂血脂，顧名思義，即為血液中脂質的總稱，包括中性脂肪和類脂，主要成分即為甘油三酯和膽固醇。

　　血液絕大部分是水，血脂僅佔全身脂質的一小部分，並且這些脂質在物理性質上與日常用的食油一樣，不能直接溶解在血液中，它們必須同一類特殊的蛋白質相結合，形成易溶於水的複合物，這種脂質與蛋白質的結合物就叫做脂蛋白，而脂蛋白就是脂質在血液中運輸和存在的形式。

　　脂蛋白有很多類型，醫院化驗中常見的 β - 脂蛋白，即是其中的一種。還有一種被稱為高密度脂蛋白的，它的作用和 β - 脂蛋白完全相反，具有對抗動脈硬化的作用。

　　正常人的血脂含量有一定的波動範圍，但是相對穩定的、各種成分的正常參考值如下：

　　總膽固醇（TC）：
　　3.36 ～ 5.18 毫摩爾 / 升（130 ～ 200 毫克 / 分升）
　　甘油三酯（TG）：
　　男性：0.45 ～ 1.81 毫摩爾 / 升（40 ～ 160 毫克 / 分升）
　　女性：0.23 ～ 1.22 毫摩爾 / 升（20 ～ 108 毫克 / 分升）
　　高密度脂蛋白——膽固醇（HDL-C）：
　　0.91 ～ 2.19 毫摩爾 / 升（35 ～ 85 毫克 / 分升）
　　低密度脂蛋白——膽固醇（LDL-C）：
　　2.59 ～ 3.11 毫摩爾 / 升（100 ～ 120 毫克 / 分升）

② 何謂高脂血症

高脂血症（高脂蛋白血症）又稱為血脂異常。凡是血液中脂質成分或脂蛋白含量升高，超過正常標準，都可以認為是高脂血症。

衛生部對高脂血症的診斷標準是：在正常飲食情況下，兩周內如兩次測血清總膽固醇（TC）均≧6.0毫摩爾/升（或230毫克/分升），為高膽固醇血症；或者血清甘油三酯（TG）≧1.54毫摩爾/升（或140毫克/分升），為高甘油三酯血症；或高密度脂蛋白——膽固醇（HDL-C）男性≦1.04毫摩爾/升（或40毫克/分升）、女性≦1.17毫摩爾/升（或45毫克/分升）者，均可診斷為高脂血症。

這裏必須提醒您：由於採用的檢測方法不同，對血脂的正常參考標準也有變化，因此您在做檢測時，請就地詢問清楚正常參考值，以免延誤治療時機。

③ 血漿脂質的正常功能及其異常對機體的危害

（1）磷脂與膽固醇，在細胞內與蛋白質結合成脂蛋白，構成細胞膜、核膜及線粒體膜和內質網。主要功能是維持細胞膜的通透性和細胞的正常代謝以及細胞形態的穩定。

（2）磷脂、腦脂及膽固醇還構成神經細胞及神經髓鞘，與興奮和傳導有關。

（3）磷脂是一種生物溶劑，有助於脂質的乳化，促進脂質的消化吸收，防止脂質在肝臟的沉積。人們在正常狀態下，脂肪僅佔肝濕重的5%，脂肪肝發生時，脂肪可佔肝濕重的20%～25%。

（4）膽固醇除參與組成細胞外，還能合成膽汁酸（膽酸、脫氧膽酸），使食物脂質乳化，激活胰酸，促進游離高級脂肪酸的吸收；可製造維生素D_3；可合成皮質激素及性激素，當膽固醇代謝失常時，可以形成黃色瘤及動脈粥樣硬化，早年發生冠心病，亦可患膽石症（膽結石的 90%～99% 是膽固醇）。

（5）甘油三酯與非酯化脂肪酸，主要功能是供給與貯存能源，脂肪組織又可緩衝機械性衝擊，固定和保護內臟，以及維持機體體溫。體內的血漿甘油三酯過多，可使纖溶活性下降，凝血傾向增高，促使動脈粥樣硬化的形成與發展，甚至可誘發急性心肌梗死，並使冠狀動脈旁路移植手術後移植的血管形成堵塞，還能形成脂肪肝及肥胖病。血漿非酯化脂肪酸濃度過高時，可使組織內減少三磷酸腺苷(ATP)的產生，對缺血心肌有明顯的毒害作用，能引起嚴重的心律失常。

另外，血漿中的脂質為脂溶性維生素的吸收和轉運所必需。血漿中必需的脂肪酸有維生素樣作用，能合成前列腺素，促進體內膽固醇的轉變及排泄，降低血漿膽固醇的濃度。其缺乏時可患皮膚病、嬰兒濕疹等，還可使血漿膽固醇含量增多，促進動脈粥樣硬化。此外，心臟所需脂肪酸含有多個不飽和碳鍵，易氧化成致動脈粥樣硬化的有害物質。

❹ 了解血漿中脂蛋白的代謝與功能

血漿中的脂質如膽固醇、甘油三酯、磷脂及非酯化脂肪酸（NEFA），在血液中都是與蛋白質結合在一起的。非酯化脂肪酸與清蛋白結合，其他脂質都與球蛋白結合。脂質與蛋白質結合後的複合體稱為脂蛋白。脂蛋白中的球蛋白稱載脂蛋白，又稱阿朴（Apo）。脂蛋白是水溶性的，可隨血到達機體各處。

（1）乳糜微粒（CM）：由小腸合成，含大量脂質，其中主要是外源性甘油三酯。當進食大量碳水化合物後，肝臟能合成大量的內源性甘油三酯進入乳糜微粒，乳糜微粒中的甘油三酯極不穩定，在毛細血管內皮釋放出的脂蛋白脂肪酶的作用下，甘油三酯被水解，非酯化脂肪酸被周圍組織所利用。乳糜微粒在血液中的半衰期為5～15分鐘，因其顆粒大，具有光散性，因此其較多時，血漿呈混濁狀態。其主要功能是運轉膳食中吸收的脂質，激活脂蛋白脂肪 。

（2）極低密度脂蛋白（VLDL）：其主要由肝臟合成，所含的脂質大部分是內源性甘油三酯，含量亦不穩定，進食大量的碳水化合物後，肝臟合成大量的極低密度脂蛋白，因其顆粒較大，也具有光散性，其含量較多時，血漿亦呈混濁狀態。其主要功能是運轉甘油三酯，激活脂蛋白脂肪酶。

（3）中間密度脂蛋白（IDL）：約有50%的中間密度脂蛋白通過表面的載脂蛋白E與肝細胞表面的特異受體結合後，被肝細胞攝取，其餘50%通過甘油三酯酶(HTGL)的作用轉變為低密度脂蛋白。其代謝較快，因此在血漿中的濃度較低，但有研究表明，其與冠心病的發展有直接的關係。

（4）低密度脂蛋白（LDL）：由乳糜微粒和極低密度脂蛋白轉化而來，其半衰期為2～4天。低密度脂蛋白中的膽固醇約佔血漿總膽固醇的70%。主要在肝外組織被利用，其主要功能是運轉膽固醇，調節周圍組織膽固醇的合成。

（5）高密度脂蛋白（HDL）：高密度脂蛋白主要由肝臟合成，其次來自乳糜微粒及極低密度脂蛋白的降解。主要功能是將組織中的膽固醇運送到肝臟，調節細胞內外膽固醇平衡，激活卵磷脂膽固醇醯基轉換酶(LCAT) ，使膽固醇酯化，給新生的乳糜微粒及極低密度脂蛋白提供載脂蛋白C ，對防止動脈硬化有重要意義。

（6）清蛋白——非酯化脂肪酶(NEFA) 複合體：血漿中的NEFA多來自脂肪組織，少量來自食物或乳糜微粒和極低密度脂蛋白。主要功能是為機體提供能量，有資料顯示，空腹時可為機體提供所需能量的90% ～95% 。

⑤ 高脂血症是怎樣引起的

按高脂血症發病的原因通常分為兩類，即原發性高脂蛋白血症和繼發性高脂血症。

由於脂蛋白代謝過程中某環節存在先天性缺陷，或者是由於某種環境因素通過未知機理而引起的脂蛋白代謝紊亂，稱原發性高脂血症。臨床上後一種情況比較多見。有遺傳因素可查者稱遺傳性或家族性高脂血症。環境因素主要包括飲食習慣、營養因素、生活習慣和很多其他尚不清楚的因素。

繼發性高脂血症主要繼發於某種疾病或是某些藥物所引起的脂代謝異常。其中，最常見的是糖尿病、腎病綜合症、慢性肝病、甲狀腺功能減退、胰腺炎、痛風、肥胖症和免疫性疾病等。

⑥ 高脂血症可分哪些類型

從血脂成分來看，醫生們常把高脂血症分為三類：

（1）高膽固醇血症：佔高脂血症患者的40%，空腹時血清總膽固醇含量增高，而甘油三酯含量正常或偏高。

（2）高甘油三酯血症：佔高脂血症患者的20%，空腹時血清甘油三酯含量增高，而總膽固醇含量正常或偏高。

（3）混合型高脂血症：佔高脂血症患者的40%，空腹時同時有血清總膽固醇和甘油三酯含量的增高。

此外，還有一種低——高密度脂蛋白血症，即血清高密度脂蛋白——膽固醇水平降低。這種類型的高脂血症可以單獨存在，也可以伴高膽固醇血症或伴高甘油三酯血症。

⑦ 如何判斷是否患了高脂血症

判斷是否患了高脂血症，最有效的方法就是進行血脂檢測。

關於血脂的正常參考標準，我們在前面已經做了介紹，除此之外，在日常生活中，罹患高脂血症的人也會出現一些症狀。

值得一提的是，當血脂輕度升高時，通常沒有任何不適。但是，輕度的血脂升高，也可以成為潛在的"殺手"，它正在造成越來越多的冠心病及腦血管疾病，因此，切不可忽視血脂的輕度升高。

當血脂升高越來越嚴重時，則會出現頭暈目眩、頭痛、胸悶、氣短、心慌、胸痛、乏力、口角歪斜、不能説話、肢體麻木等症狀。

⑧ 哪些人需要檢查血脂

由於高血脂對人體的危害極大，所以人們絕不能忽視它。那麼，究竟哪些人需要進行血脂的檢查呢？

（1）日常飲食不科學的人，如長期大量進食高脂、高糖及高鹽的人。

（2）生活沒有規律，精神緊張，情緒易激動的人。

（3）體型肥胖的人。

（4）大量吸煙、酗酒的人。

（5）家族中有高脂血症或高血壓及心腦血管疾病患者的人。

（6）中老年人（但目前已趨向年輕化）。

（7）絕經後的婦女。

（8）肝腎疾病、高血壓及糖尿病患者。

（9）長期服用 β - 受體拮抗劑類降壓藥或噻嗪類利尿劑者。

檢查血脂對維護健康至關重要。一般來説，普通人應每兩年檢查一次血脂；40歲以上的人應一年檢查一次血脂；至於高危人羣和高脂血症患者，應聽從醫生指導，定期復查血脂。

⑨ 性別與血脂水平有關嗎

一般來講，50歲以前血清膽固醇和甘油三酯含量男女之間無明顯差異，而高密度脂蛋白水平則是女性明顯高於男性。50歲以後女性的血清膽固醇和甘油三酯含量高於男性，而高密度脂蛋白水平低於男性。女性病人血清膽固醇的升高作為冠心病的危險因素，其影響遠不及對男性的影響。也就是說，在同樣高的膽固醇水平下，女性病人發生冠心病的危險遠小於男性，說明女性對膽固醇升高的耐受性較男性好。甘油三酯對於女性來說很可能是冠心病最危險的因素，90%甘油三酯升高的女性病人都可能有發生冠心病的危險。

⑩ 高脂血症對人體有什麼危害

高脂血症主要是由人體脂肪代謝紊亂造成的，它是一個慢性疾病過程，患者可在數年或十幾年，甚至更長的時間內出現症狀，如發生心絞痛、頭暈等。高脂血症的患者由於血脂含量過高，容易造成"血稠"（或"血粘"），血脂在動脈內壁上出現沉積，逐漸形成斑塊，即發生動脈粥樣硬化。當這些斑塊增多、增大，達到一定程度時，就會堵塞血管，使血流變慢，嚴重時血流會被中斷。這種情況如果發生在心臟，就引起冠心病；發生在腦部，會出現腦中風；若堵塞眼底血管，會導致視力下降，甚至失明；若發生在腎臟，會引起腎動脈硬化及腎功能衰竭；若發生在下肢，會出現肢體壞死、潰爛等。除此以外，高血脂還可引發高血壓、誘發膽結石和胰腺炎，加重肝炎，導致男性性功能障礙以及老年痴呆等疾病。

二　高脂血症的預防與調控

① 調節血脂的三大法寶

　　調整飲食結構、改善生活方式以及藥物治療是調節血脂的三大法寶。

　　調整飲食結構，即為限制脂肪及膽固醇的攝入，選用低脂食物，增加維生素及纖維的攝入。改善生活方式主要包括進行有氧運動、減肥、戒煙以及控制飲酒等。關於藥物治療，要強調長期服用，以達到控制血脂的目的。

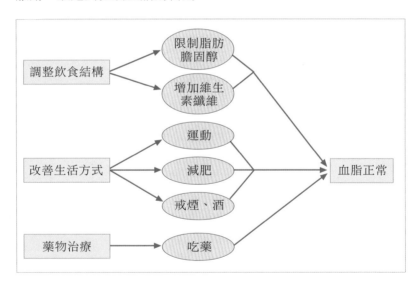

② 血脂要調不要降

　　血脂的成分主要有六種：膽固醇、甘油三酯、低密度脂蛋白、高密度脂蛋白、極低密度脂蛋白、乳糜微粒等。其中高密度脂蛋白是對抗動脈硬化的：升高是有益的，降低是有害的。而其他多種脂類是導致動脈硬化的，為危險因素。因此，血脂要調不要降，要把高的降下來，低的升上去。

③ 高脂血症患者請快戒煙

研究表明，吸煙能使體內血脂濃度升高，被動吸煙者，也會使血清中高密度脂蛋白降低，增加血脂含量。一旦戒煙，則可使血脂降低。因此，奉勸那些吸煙的人，請趕快戒煙。

④ 緊張情緒對血脂的影響

據有關資料報道，情緒緊張、爭吵、激動、悲傷、工作壓力大等均可導致血脂升高，因此，血脂高的人應保持心情舒暢，避免與人爭吵，應學會調和自己的心態，這樣對自身的血脂水平有調節作用。

⑤ 高脂血症患者應禁酒

高脂血症患者可適當喝些葡萄酒，因酒可以使血中的高密度脂蛋白升高，起到防治高膽固醇血症的作用。但飲酒對甘油三酯高者不利，酒能供給人體較高的熱量，同時還使甘油三酯在體內合成增多。因此，為了防止高脂血症往心血管病繼續發展，還是適當限制飲酒或戒酒。

⑥ 高脂血症患者能否吃雞蛋

雞蛋黃含有膽固醇，因此，患高脂血症的人就不敢吃雞蛋。但研究發現，雞蛋裏的膽固醇並不是升高人體膽固醇的主要因素，每天吃1個雞蛋是可以的。

7 高脂血症患者應維持理想體重

肥胖病人的機體組織對游離脂肪酸的動員和利用減少，血中的游離脂肪酸積聚，使血脂容量增高。

肥胖病人空腹及餐後血漿胰島素濃度常增高，約比正常人高1倍，而胰島素有促進脂肪合成、抑制脂肪分解的作用，故肥胖者常出現高脂血症，血中甘油三酯水平升高。

如肥胖者進食過多的碳水化合物，則血漿甘油三酯水平增高更為明顯。此外，肥胖者餐後血漿糜微粒澄清時間延長，血中膽固醇也可升高。

減輕體重可顯著降低血中甘油三酯含量，並升高高密度脂蛋白——膽固醇（HDL-C）濃度。但肥胖者在減輕體重的過程中，切勿操之過急，應持之以恆，循序漸進。

附：標準體重測定方法

男性：〔身高（厘米）-110〕×0.95千克

女性：〔身高（厘米）-110〕×1.05千克

若體重超出標準體重的20%，即為肥胖。

8 高脂血症患者應多運動

大量的研究表明，運動和體力活動能夠消耗體內大量的能量，既可以降低血漿中膽固醇和甘油三酯的含量，又可以提高高密度脂蛋白的水平。

因此，運動和體力活動對增強體質、預防動脈粥樣硬化的發生是非常有益的，身體鍛練能夠預防冠心病的奧秘就在於它能提高體內高密度脂蛋白的水平。但應注意選擇運動的種類，運動量要逐漸增加，並要持之以恆，以保證運動能使其血脂和脂蛋白朝着有利於健康和防止冠心病的方向發展。

9 高脂血症的藥物治療

（1）單純性高膽固醇血症：主要選用藥物有消膽胺、降膽寧、美降脂、潘特生、丙丁酚、月見草油丸。

（2）單純性高甘油三酯血症：主要選用藥物有多烯康、非諾貝特、苯扎貝特、諾衡、降脂平。

（3）混合型高脂血症：主要選用藥物有益多脂、力爭脂、必降脂、樂平脂、潘特生。

10 應正確選擇治療高脂血症的方法

高脂血症的治療應該是長期的，有些甚至要終身治療。若病人對此認識不足，往往一次化驗正常就停藥，不做定期血脂檢查，這是非常危險的。專家指出，通過飲食及運動治療3～6個月後複查血脂水平，如能正常可繼續治療，但仍需6～12個月複查，如仍正常，可每年複查一次。

三 正確掌握患高脂血症後的飲食調養

① 高脂血症患者的飲食原則

從上述已知，高脂血症是引起心腦血管病最危險的因素之一，因此，控制和預防血脂升高，對減少心腦血管疾病的發生就顯得特別重要，我們所說的飲食宜忌並不是那種肉不吃、蛋不吃、魚不吃的"三不吃"的片面做法，也不是提倡以素食為主的飲食習慣，而是應採取合理膳食：其一，採取的飲食措施既要達到預防和降低血脂的目的，又要保證機體獲得足夠的營養供給，確保身體健康；其二，要根據不同類型的高脂血症，因人而異，不機械硬套和道聽途說。

② 血膽固醇增高者的飲食原則

患者僅表現為血膽固醇增高，而甘油三酯含量正常，其飲食要點是限制攝入含高膽固醇成分的食物，每天膽固醇總攝入量要少於 200 毫克。病人應忌吃或少吃含膽固醇高的食物，如動物的腦子、脊髓、內臟和蛋黃、魚子、貝殼類（如蚌等）以及軟體類動物(如魷魚等)。適量攝取膽固醇含量不高的食品，如瘦豬肉、瘦牛肉、鴨肉、雞肉、魚類及奶類等。另一點就是要限制動物性脂肪的攝入，適當增加植物油(如豆油、玉米油、菜油等)的攝入，有計算表明每個高膽固醇血症患者每月可吃植物油500～750克為宜。另外多吃蔬菜、瓜果，以增加纖維的攝入。同時還要多吃大豆、洋蔥、大蒜、香菇、木耳等有降膽固醇作用的食物，這些食物中，有的還同時具有抗凝血的作用，對預防血栓形成和冠心病亦大有好處。

③ 甘油三酯高者的飲食原則

膽固醇含量正常，僅表現為甘油三酯含量增高的患者，其飲食要點關鍵在於限制進食量，降低體重，達到並維持在標準範圍內的體重。其二是限制甜食，因為該類患者對糖敏感，吃糖可使甘油三酯含量更加增高。所以，白糖、紅糖、水果糖及含糖的食品和藥物等應盡量少吃或不吃。其三要禁飲酒，因為酒可使這類患者的甘油三酯含量增加。其四要適當限制膽固醇及脂肪的攝入量，尤其是動物脂肪。其五要適當增加蛋白質，尤其是大豆蛋白。

④ 混合型高脂血症患者的飲食原則

這類患者表現在血膽固醇及甘油三酯含量均增高，其飲食要點是要適當限制膽固醇和動物脂肪的攝入，控制食量以降低體重，忌吃甜食，戒酒，適當增加植物油、豆類及其製品的攝入，多吃蔬菜、瓜果和某些有降脂作用的食物，合理調整飲食結構。總之，合理的飲食結構不僅對降低血脂有很大的好處，同時又滿足了機體的營養需要，對預防冠心病和腦血管疾病的發生有着積極的作用，因此，對高脂血症患者的飲食結構、飲食宜忌，我們的主張是葷素雜食，因人而異，因病制宜，盡量使之符合營養學的觀點，這樣既可滿足機體的需要，又可起到預防和治療的目的。

⑤ 四季飲食要有別

高脂血症患者的四季飲食亦應根據中醫之因人、因時、因地制宜的原則，結合古人"春夏養陽，秋冬養陰"的古訓，依據患者的體質、發病的季節及病變的性質進行"辨證用膳"，這就是

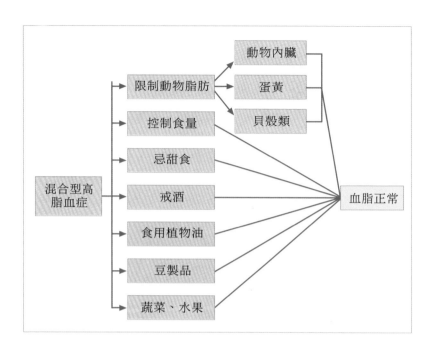

本病四季飲食的基本特點。一般而言，春季當令，肝氣萌發，肝氣易動；夏季當令，陽熱過盛，且長夏濕熱具多；秋季蕭條，冬季閉藏，陰氣當令，陽常不足。因此在飲食上應根據四時陰陽的交替來調整飲食結構，根據患者不同的體質，合理地選擇食物，對健康的恢復大有好處。

春季及木火質者，多表現為形瘦，善動，易怒，情緒波動，食物以多食蔬菜、水果、穀豆類等清淡食物和奶類潤燥食品為宜，而牛、羊、無鱗魚、海魚類及辛辣生火助陽的食物則應少吃。

夏季當令，炎熱氣旺，應以清淡食物為主，辛辣助陽生火之品少用。

長夏多溫或痰濕質者，多表現為體胖、身懶、嗜睡，飲食應以蔬菜、水果、穀豆等清淡或利濕類食品為宜，而肥肉、奶類等滋膩、生痰、助濕類食品則應少吃。

秋季當令，多燥，食品應以清淡潤燥為主，少用或不吃辣熱之食物。

冬季當令，萬物封藏或陽虛質者，多表現為未老早衰、精神不振、記憶力減退，乏力、抵抗力降低、貧血、形寒肢冷等，進食應以適量的魚、禽、肉蛋等辛溫類食品為宜，少吃冷葷、冷飲；多吃水果與蔬菜。

⑥ 不同體質者的食補原則

應根據疾病的性質，按照病變的寒、熱、虛、實合理選擇飲食。具體地說：氣虛者補氣，血虛者補血，陰虛者滋陰，陽虛者溫陽。

氣虛者，多表現為倦怠無力、少氣懶言、語聲低微、動則氣喘、頭暈耳鳴、面色無華、食少便溏、脈虛弱等。飲食上可選用粳米、糯米、小米、黃米、大麥、山藥、土豆、胡蘿蔔、大棗、香菇、豆腐、雞肉、鵝肉、鵪鶉、牛肉、青魚、鰱魚等食物。

血虛者，多表現為面色蒼白、唇甲色淡、頭暈眼花、心悸怔忡、手足麻木、脈細無力等。飲食可選用桑椹、荔枝、龍眼、黑木耳、菠菜、胡蘿蔔、豬肉、羊肉、牛肝、甲魚、海參、牡蠣肉等。

陰虛者，多表現有五心煩熱、骨蒸消瘦、盜汗、口乾、舌紅、脈細數等。飲食可選用甲魚、瘦肉、豆製品、青菜、鮮藕、雪梨、胡蘿蔔等。

陽虛者，多表現有形寒肢冷、腰酸腿軟、陽痿早泄、小便不利或小便頻數，脈沉細無力等。飲食可選用枸杞菜、枸杞子、核桃仁、豇豆、韭菜、丁香、刀豆、羊奶、羊肉、鹿肉、鴿肉、鱔魚、海蝦、淡菜等。

四 對高脂血症有益的常用食物

① 玉 米

營養豐富，含蛋白質、脂肪、碳水化合物、鈣、磷、鐵，還含有胡蘿蔔素、維生素 B_1、煙酸等。其所含的脂肪中有大量不飽和脂肪酸，其中50%為亞油酸，還含有卵磷脂。金色的玉米中還含有豐富的維生素 A、維生素 E 等，它們具有降低血清膽固醇、防止高血壓、冠心病、心肌梗死的功能，並具有延緩細胞衰老和腦功能退化的作用。

有資料調查表明，動脈硬化患者長期食用玉米油，可使血中膽固醇含量下降，使病情改善；同樣條件下食用動物油者膽固醇會升高。因此，玉米油是動脈硬化、冠心病、高血壓、肥胖症和老年人的理想食用油。玉米所含蛋白質中有多量的谷氨酸，能幫助和促進腦細胞進行呼吸，在生理活動中，能清除體內異物，幫助腦組織中氨的排除，故又是健腦的好食品。近年來的研究表明，玉米對某些癌症亦有良好的防治作用。

② 蘋 果

其品種眾多，含有多種維生素和糖類。個別品種還含有少量胡蘿蔔素。碳水化合物的主要成分是果糖。此外，蘋果中還含有大量的蘋果酸、檸檬酸、酒石酸、鞣酸等有機酸以及果膠、纖維素等。

現代醫學研究結果證明，蘋果能防止血中膽固醇的增高，減少血液中的含糖量，是較好的一種降脂食品。

③ 獼猴桃

又稱羊桃。其果實肉肥汁多、清香鮮美、甜酸宜人。獼猴桃中含有較豐富的維生素C、蛋白質、糖、脂肪和鈣、磷、鐵等礦物質，還含有多種氨基酸，其中維生素C的含量最為豐富，有分析表明，每百克果肉中含維生素C100～200毫克。

藥理研究表明，獼猴桃鮮果及其果汁製品，可防止致癌物質亞硝胺在人體內生成，具有預防胃癌的功效。同時可降低血膽固醇及甘油三酯水平，有穩定血壓及降低血壓的作用。

④ 燕 麥

分有稃燕和裸粒燕兩大類。裸粒燕麥又稱莜麥。家庭食用一般是莜麥。莜麥麵營養豐富，含蛋白質、脂肪、碳水化合物、鈣、磷、鐵、硫胺素、核黃素、煙酸。

其蛋白質和脂肪的含量明顯高於一般穀類食物。蛋白質中含有人體需要的全部必需氨基酸，尤其是富含賴氨酸。脂肪中含有大量的亞油酸，易消化吸收。且含有皂苷和豐富的膳食纖維，有降低血清膽固醇、甘油三酯、β－脂蛋白等功能，因此常服有預防心、腦血管病的作用。

⑤ 綠 豆

綠豆含有豐富的碳水化合物、蛋白質、多種維生素和礦物質。

中醫學認為，綠豆味甘，性寒，功能為清熱解毒、消暑利水，是夏日清熱解暑的極好食品，其製作亦簡便，可製成糕點或豆沙，也可製作粥飲，又可煮湯代茶。有臨床觀察表明，高脂血症病人每日進食50克綠豆或蠶豆，血清膽固醇下降率達70％，而甘油三酯變化不大。食用綠豆幾乎沒有副作用，又可補充蛋白質，減少飢餓感，對於高脂血症伴有肥胖或糖尿病的患者尤為適宜。

6 香 菇

香菇是一種優質食用菌，以肉厚、氣香者為上品。食用方便，可燉可炒，口感鮮美，營養豐富。

中國醫學認為，香菇味甘，性平，有益氣補虛、健胃、透疹等功能，可用於食欲不振、吐瀉乏力、小便淋濁、痘疹不出等症。近年來的有關研究發現，香菇還具有降血壓、消食去脂、抗癌等作用。現代醫學研究表明，香菇中所含的纖維素能促進胃腸蠕動，防止便秘，減少腸道對膽固醇的吸收；香菇中含有的香菇嘌呤等核酸物質，能促進膽固醇的分解與排泄，從而防止血脂的升高；香菇中的香蕈太生有較好的降脂作用，連續服用能降低總膽固醇及甘油三酯。另外，香菇中的多糖有較強的抗腫瘤作用。有臨床觀察資料表明，對患有高脂血症動脈硬化的病人服用炒鮮香菇(鮮香菇90克，用少量植物油烹炒)或香菇降脂湯(鮮香菇90克，煮湯)，有明顯的降脂作用。

7 山 楂

其果實酸甜味美，具有很高的營養及醫療價值。在所有水果中維生素C的含量僅次於鮮棗、獼猴桃而排居第三位，鈣含量在鮮果中也名列前茅，此外，還含有鐵、尼克酸以及蛋白質、脂肪、碳水化合物等營養素。

山楂能促進消化液的分泌，增進食欲，幫助消化。具有散瘀、消積、化痰、解毒、活血、提神、清胃、醒腦等功效。現代醫學藥理學研究證明，山楂中所含的三萜類和黃酮類成分，具有加強和調節心肌、增加心室、心房運動振幅和冠脈血流量，防止由於電解質不均衡而引起的心律失常，以及降低膽固醇、降壓、利尿和鎮靜等作用，是一味降脂和防治心、腦血管疾病的良藥，也是降脂複方中最常用的藥物之一。

8 芹 菜

芹菜植株不同部位的營養素含量不盡相同。

芹菜炒食、涼拌皆可，葷素皆宜，製作方便。中醫學認為，芹菜味甘苦，性涼，有平肝清熱、祛風利濕、醒腦健神、潤肺止咳等功效。可用於高血壓及血管硬化。現代醫學研究發現，芹菜含有豐富的生物類黃酮(維生素P)，能降低毛細血管通透性，具有降血壓等作用。

9 茄 子

又名昆侖瓜。其營養豐富，烹調簡便，燒拌皆宜。茄子所含的生物類黃酮（維生素P）具有降低毛細血管脆性、防止出血、降低血中膽固醇濃度和降壓作用，對高血壓、動脈硬化症、咯血、紫斑症及壞血病有較好的輔助治療作用。

10 胡蘿蔔

胡蘿蔔含有豐富的營養，為菜中之上品。其胡蘿蔔素的含量最為豐富，在酶的作用下轉變為維生素A。維生素A具有維護上皮細胞之正常功能，防治呼吸道感染，促進人體生長發育、參于視紫紅質合成等重要生理功能。食用本品時，要注意炒熟後再吃，因為生吃或煮吃時，不利於胡蘿蔔素的吸收。

11 花 生

又名落花生。其營養較為豐富。

食用花生，可將肝內膽固醇分解為膽汁酸，並使其排泄增強，從而降低血液膽固醇，對防止動脈粥樣硬化和冠心病有一定的作用，用醋浸泡花生仁7日以上，每晚服7～10粒，連服7日為1個療程，有明顯的降低血壓作用。另外，花生殼也有降低血壓、調整血中膽固醇的作用。由於花生含大量油脂，脾虛便溏、肥胖者不宜食用。

12 木 耳

又名黑木耳、雲耳。含有豐富的蛋白質、礦物質和維生素。含蛋白質、脂肪、碳水化合物、鈣、磷、胡蘿蔔素、硫胺素、核黃素、尼克酸。碳水化合物中有甘露聚糖、甘露糖、葡萄糖、木糖、戊糖等。脂肪含量不高，但種類較多，有卵磷脂、腦磷脂及鞘磷脂等。

中醫學認為，木耳味甘，性平，有益氣、涼血、止血、降壓、利便等功效。近年來的醫學研究證明，木耳有抗血小板聚積和降低血凝的作用，可減少血液凝塊的形成，有助於防治動脈硬化症。

13 冬 瓜

又稱白瓜。含蛋白質、碳水化合物、鈣、磷、鐵、胡蘿蔔素、硫胺素、核黃素、尼克酸、抗壞血酸。

冬瓜絕大部分是水分，其營養素的含量相對較低，不含脂肪。冬瓜中還含有丙醇二酸，對防止人體發胖、增進形體健美，具有重要作用，是理想的減肥食品。中醫學認為，冬瓜味甘淡，性涼，有清熱、利水、化痰、降脾胃火等功效，有減肥作用。現代醫學研究表明，冬瓜與其他瓜菜不同的是不含脂肪，且含鈉量極低，有利尿排濕的功能。因此，常食用之有明顯的輕身作用，又因其含鈉量低，對動脈硬化、冠心病、高血壓、腎炎、水腫等疾病，都有較好的治療作用。

14 竹 筍

又名筍，是竹的幼苗。含蛋白質、脂肪、碳水化合物、鈣、磷、鐵、胡蘿蔔素、核黃素、尼克酸、抗壞血酸。竹筍製作方便，炒、熘、燉、湯皆宜。

中醫學認為，竹筍味甘淡，性微寒，有清熱、利尿、活血、祛風等功效。可用於熱咳多痰、風寒感冒、久痢、脫肛及麻疹不透等症。現代醫學研究發現，人體必需的賴氨酸、色胺酸、蘇氨酸、苯丙氨酸，以及在蛋白質代謝過程中佔有重要地位的谷氨酸和有維持蛋白質構型作用的胱氨酸等，在竹筍中都有一定的含量。因其具有低脂肪、低糖、多纖維的特點，食用竹筍不僅能促進腸道蠕動，幫助消化，去積食，防便秘，而且還是理想的減肥食品。

15 黃 瓜

又名王瓜。食用方便，既可熟食，又可生吃。黃瓜中含有一定量的維生素 E，它能促進細胞分裂，對於推遲人體衰老過程有積極作用。另外，黃瓜中還含有一種葫蘆素 C，這種物質具有明顯的抗腫瘤作用。因此，黃瓜具有較好的醫療保健作用。但其營養素含量相對較低，食用時最好配合其他蔬菜、瓜果以滿足機體對各種營養素的需求。生食黃瓜時，一定要注意衛生，必須清洗乾淨，適當搭配一些大蒜、醋以避免腸道病的發生。

16 甘 薯

又名番薯、紅薯。營養價值可觀，其碳水化合物主要成分是澱粉，易被機體消化吸收和利用。另外，它可使皮下脂肪減少，避免出現過度肥胖，又可促進腸道蠕動，可防止便秘。由此可見，甘薯不僅具有較好的營養價值，而且具有較高的醫療保健價值，是一種有效的保健食品。

17 大 蒜

大蒜既可食用，又可作調料，食用方便。含水分、蛋白質、脂肪、碳水化合物、粗纖維、鈣、磷、鐵、維生素 B_2、維生素 C。

中醫學認為，大蒜具有行滯氣、暖脾胃、化食積、破惡血、解毒殺蟲之功效。現代有關藥理研究表明，大蒜具有抗菌作用，對多種致病菌都有顯著的抑菌和殺菌作用，對多種真菌也有抑制和殺滅作用，對阿米巴原蟲疾患有顯著療效；大蒜是有效的血小板解聚劑，能使血流通暢，有效防治血栓性疾病；大蒜能明顯地降低血脂的含量，長期食用能使血清總膽固醇、甘油三酯和 β-脂蛋白明顯下降；大蒜精油能使體內前列腺環素升高，因此具有抑制血小板凝集、擴張冠狀動脈的作用，減輕動脈硬化的程度；大蒜還能擴張冠狀動脈，改善心功能，增加心肌供血量；還具有降低血壓和清除自由基的作用，減輕過氧化脂的損傷。由此可見，大蒜確實是一種不可多得的保健食品和調味品。

18 番 茄

現代藥理學科研究表明，番茄中含有豐富的維生素 A、維生素 C，其酸性是所含檸檬酸和蘋果酸所致，可降低膽固醇，使血壓下降，興奮平滑肌，且有分解脂肪的作用；番茄鹼能抑制對人體有致病力的真菌，但對細菌的作用較差。番茄具有清熱解毒、涼血平肝、降逆止眩、增強心肌收縮力的功效；對高血壓、冠心病、動脈硬化、肝炎、腎炎等均有一定的療效。番茄生吃、熟食均可，炒拌皆宜，食用方便。

五 高脂血症的四季飲食

① 黑木耳羹

配 料

　　黑木耳6克，白糖少許。

製 法

　　先將黑木耳洗淨泡開，入鍋後加水適量，繼之先用武火煮沸後再用文火煨爛，調入白糖即可。

用 法

　　吃木耳喝湯，每日1～3次。

功 效

　　和血補虛，降低血脂。

主 治

　　適宜於冠心病、高脂血症、高血壓等患者服食。

來 源

　　經驗方。

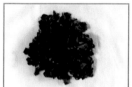
黑木耳

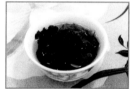
浸泡黑木耳

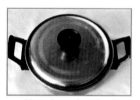
將黑木耳煮至爛熟

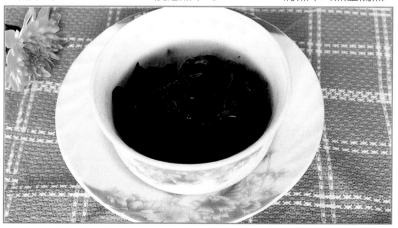

② 山楂肉丁

配料

豬後腿肉250克，鮮山楂10個，醬油、白糖、料酒、精鹽、蔥、薑、澱粉適量。

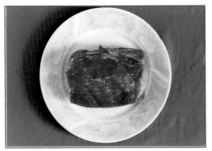

豬肉、山楂。

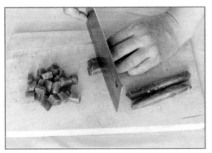

將豬肉切成方丁，用刀背輕拍。

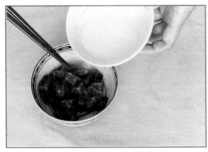

拌料酒、精鹽、澱粉糊備用。

製法

將肉切成小方丁，刀背輕拍，拌料酒、精鹽、濕澱粉，拍上澱粉備用。將油燒至六成熱，先爆香薑末，再將肉逐塊炸一下，撈起瀝油；油再燒熱，再次將肉丁略炸撈起；待油溫八成熱時，再炸至脆備用。將山楂去核，加少許水煮爛，壓泥，倒入餘油中翻炒，加少許醬油、白糖，熬稠後倒入肉丁，翻炒均勻即可。

用法

佐餐食用。

功效

散瘀活血，消積化滯，降膽固醇。

主治

適宜於高血壓、冠心病、動脈粥樣硬化患者食用。

來源

《膳食保健》。

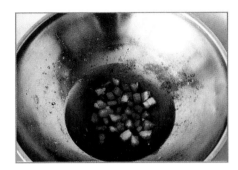

鍋中油燒熱，炸肉丁。

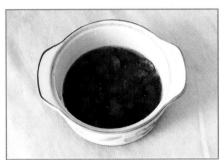

將山楂去核，加水煮爛，壓泥。

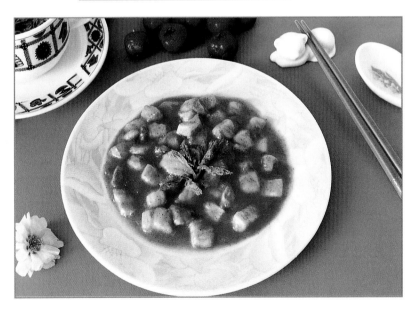

③ 菊花肉片

配 料

瘦豬肉500～600克，鮮菊花瓣100克，雞蛋3隻，精鹽、料酒、味精及蔥、薑、澱粉適量。

製 法

輕輕洗淨菊花瓣；豬肉洗淨切成片狀，將雞蛋打入碗中，加入料酒、精鹽、澱粉調成糊狀，投入肉片拌勻備用。將拌好的肉片入油鍋炸熟；鍋內留油少許，投入蔥、薑拌炒片刻，加入熟肉片、清湯、菊花瓣翻炒均勻，再加味精調味拌炒幾下即成。

功 效

祛風清熱，平肝明目，有降低血壓、擴張冠狀動脈、改善心肌供血的作用。

主 治

可作為高血壓、冠心病患者的經常膳食。

來 源

民間方。

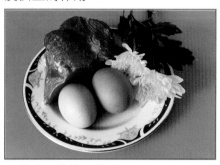

豬肉、菊花、雞蛋。

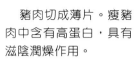

豬肉切成薄片。瘦豬肉中含有高蛋白，具有滋陰潤燥作用。

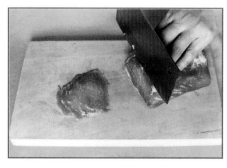

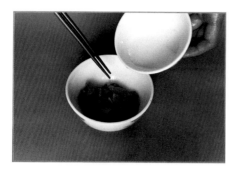

調精鹽、料
酒、澱粉蛋糊。

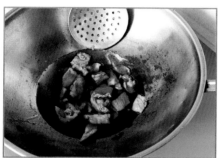

將鍋燒熱，
放油，把拌好
的肉片放入油
鍋中炸熟。

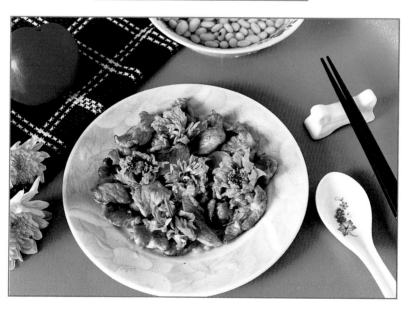

④ 核桃仁拌芹菜

配 料

    核桃仁50克，芹菜300克，精鹽、味精、香油適量。

製 法

    先將芹菜洗淨切成絲，用沸水焯透，再用涼開水沖一下，瀝乾後加精鹽、味精、香油入盤備用。再將核桃仁用開水泡後去外皮，用開水再浸泡5分鐘後取出放在芹菜上，食用時拌勻即可。

用 法

    佐餐食之。四季均可食用。

功 效

    降脂降壓，潤腸通便。

主 治

    適宜於高脂血症、高血壓、冠心病、便秘等症。

來 源

    民間方。

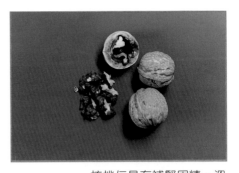

核桃仁具有補腎固精，溫肺定喘作用；芹菜含有豐富的生物類黃酮，能降低血管通透性，具有降低血壓作用。

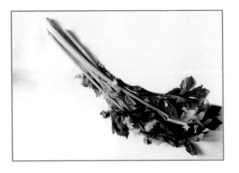

芹 菜

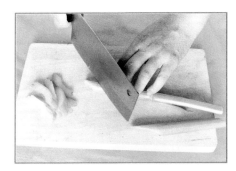

將芹菜擇去葉，
洗淨切成段。

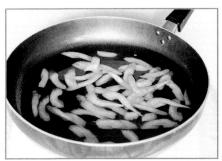

將切好的芹
菜用沸水焯透
與核桃仁一
起，加調味品
拌勻。

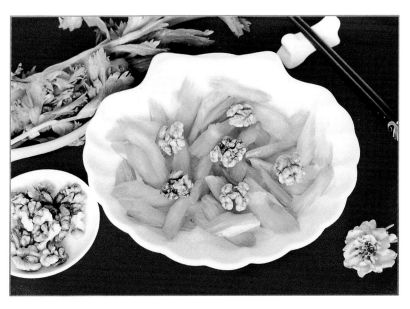

⑤ 紅薯粥

配料

紅薯250克，粳米100克。

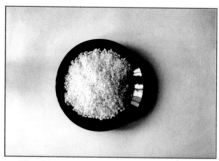

粳米

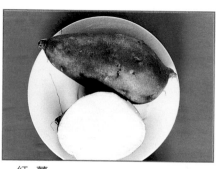

紅薯

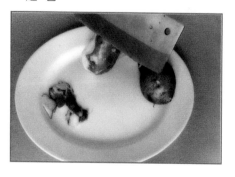

製法

選用紅皮黃心的紅薯，洗淨削去皮，切成小塊，與淘淨的粳米一起放入鍋中，加水熬煮成粥。

用法

早晚兩次溫服或作點心服食，或佐餐早晨食用。

功效

益氣健脾，通便明目。

主治

適用於便秘、夜盲、大便出血等症，可防治動脈硬化、過度肥胖、高脂血症等。

來源

《粥譜》。

紅薯又叫地瓜，營養豐富，具有健脾胃，補肝腎作用。將紅薯洗淨，削去皮。

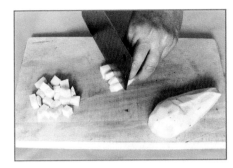

再將削好的
紅薯切成塊狀。

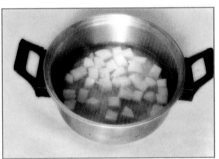

粳米淘洗乾
淨,放入鍋中,
加水適量,放入
紅薯塊,熬煮成
粥。

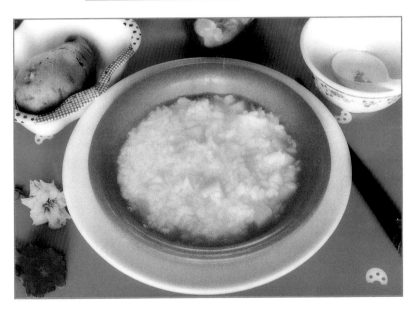

高脂血症的四季飲食 / 31

⑥ 三七大棗鯽魚湯

配料
三七15克，去核大棗15枚，鯽魚1條(重約150克左右)，陳皮5克，精鹽、醋少許。

製法
先將鯽魚剖淨除去內臟，再將餘料洗淨，一同放入沙鍋，加水兩碗，用文火熬約1小時，再燜1小時後，加精鹽少許，並滴米醋幾滴即成。

用法
喝湯佐餐，每日2次。

功效
三七是一種中藥，具有化瘀止血，活血定痛作用；大棗能補脾益胃，養心安神；陳皮具有理氣調中，燥濕化痰。此方能活血化瘀，養血，通脈，和胃化痰，降低血脂。

主治
適宜於冠心病、心絞痛、高脂血症及心律失常者服用。

來源
經驗方。

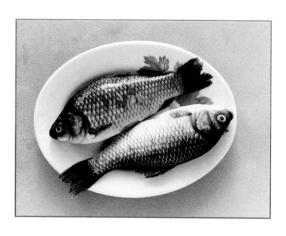

鯽魚具有健脾利濕，通絡下乳作用，能降低血液粘稠度，促進血液循環。

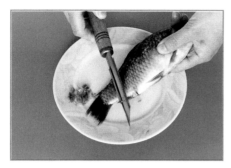

刮鯽魚鱗，洗去內臟。

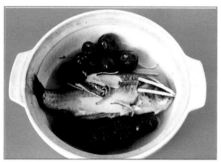

　將洗好的鯽
魚、大棗、陳
皮放入沙鍋熬
約 1 小時，再
燜 1 小時。

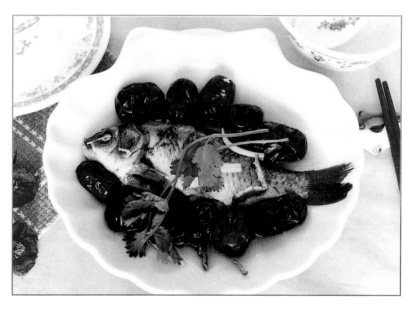

7 決明子粥

配 料

決明子10～15克，菊花10克，粳米100克，砂糖適量。

製 法

先將決明子炒至味香出鍋待涼，與菊花一起用沙鍋煎汁去渣後，再放入粳米用文火熬製成粥後，放入少許砂糖即成。

用 法

每日服食1次，5～7次為1個療程。

功 效

平肝明目，潤腸通便。

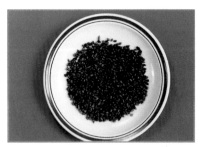

主 治

尤適宜於冠心病、高脂血症、腦動脈硬化、高血壓病、大便乾燥者服食。

來 源

經驗方。

決明子能清肝明目，潤腸通便。

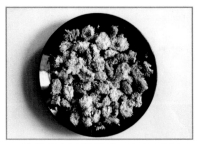

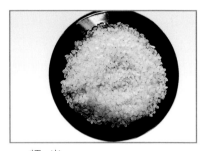

菊花具有疏散風熱，平肝明目，清熱解毒作用。

粳 米

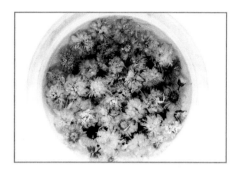

將決明子、菊花
放入沙鍋，蓋上
蓋，煎煮15分鐘。

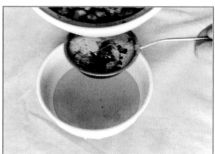

將煎好的藥
液過濾。

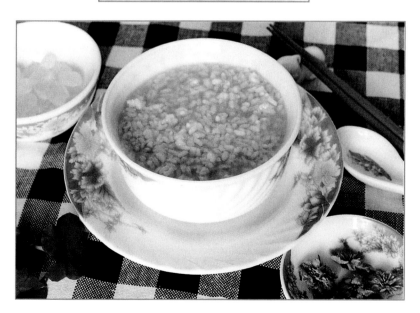

8 將軍雞腿

配料

雞腿 4 隻，大黃 0.3 克，決明子 1 克，米粉 5 克，蔥、薑、料酒、鹽、糖、味精各適量，植物油 200 克，湯汁適量。

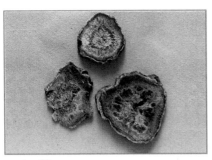

大 黃

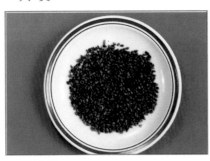

決明子

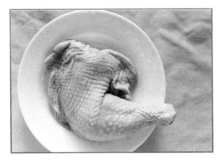

製法

將雞腿洗淨，晾乾，用蔥、薑、料酒、糖、味精、鹽等配好的作料汁塗抹，使其浸入雞肉，與藥包一起在湯汁中煮熟，取出晾涼。再將米粉均勻地撲在雞腿上，粘結。油鍋加熱燒至六成熱時，將雞腿入鍋炸至金黃色，取出即成。

用法

佐餐。每日 1 次，每次 1 隻雞腿。

功效

補益五臟，升清降濁，明目平肝，活血化瘀。

主治

適宜於單純性肥胖症、高脂血症、冠心病、動脈硬化者服食。

來源

經驗方。

雞肉營養價值較高，食法多樣，與中藥一起做成藥膳，具有一定的保健防病作用。

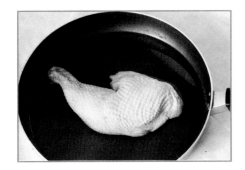

將雞腿放入鍋
中,與藥包一起
燉煮。

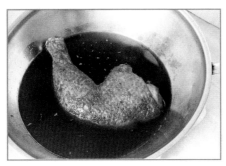

將雞腿放
入油鍋中炸至
金黃色。

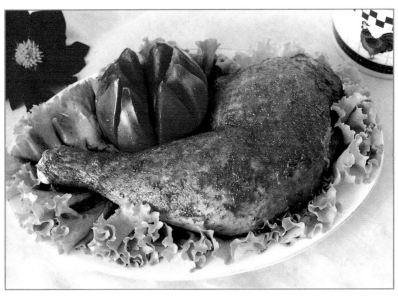

⑨ 南瓜粥

配料

南瓜 250 克，粳米 50 克。

製法

先將南瓜洗淨，去除外皮、內囊及南瓜籽，切成大小適宜、厚薄均勻的片狀。與淘洗乾淨的粳米一同入鍋，加水，熬至稀粥即成。

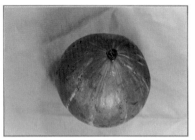

南瓜具有補中益氣，潤肺利水作用，能降糖降脂。

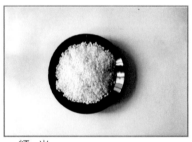

粳 米

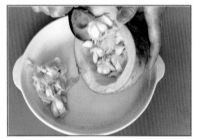

將南瓜洗淨，削皮，去囊。

用法

作早、晚餐食用。

功效

補中益氣，降血脂，降血糖。

主治

適宜於輕型糖尿病、高脂血症、神疲乏力、煩熱、口渴患者。亦有減肥作用。

來源

民間方。

宜忌

《本草綱目》云："多食發腳氣、黃疸。"凡有黃疸、腳氣、腰滿、產後體虛者不宜服食。

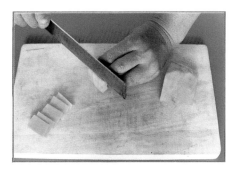

將南瓜切成薄片

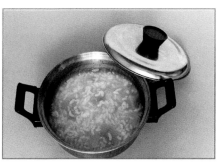

將粳米淘洗乾淨，放入鍋中，加適量水，再放入南瓜，文火熬至粥熟。

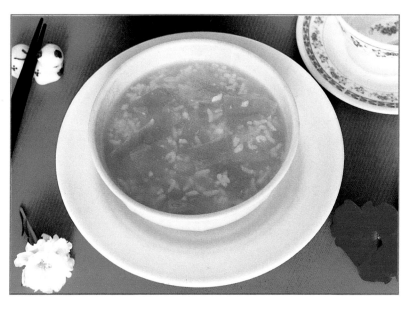

⑩ 柏仁蒸雞

配料

雞1隻，柏子仁10克，麥門冬10克，黨參15克，紹酒10克，醬油、生薑、蔥、鹽各適量。

製法

將雞宰殺並處理好後備用；將麥門冬洗淨並去心，黨參洗淨切片；然後把雞放入蒸盆內，加入紹酒、醬油、薑、蔥及柏子仁、麥門冬、黨參，並加入高湯300毫升，上籠用武火蒸至上氣50分鐘即成。

用法

每日1次，吃肉喝湯。每次吃雞肉50克。黨參、麥門冬亦可食用。

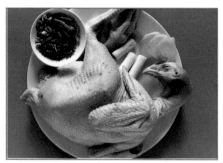

雞、藥材。

功效

滋陰補氣，寧心安神。

主治

適用於腦血管病、高脂血症、冠心病。久病等屬心氣不足、肝陰虧虛者均不宜食用。

來源

經驗方。

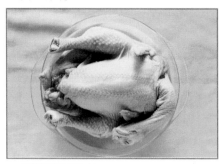

將雞燙去血水

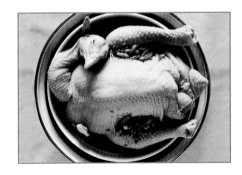

將雞放入蒸盆
中，加入紹酒、
醬油、薑、蔥及
柏子仁、麥門
冬、黨參。

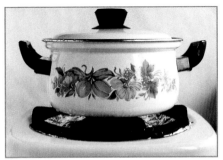

隔水武火
蒸 50 分鐘

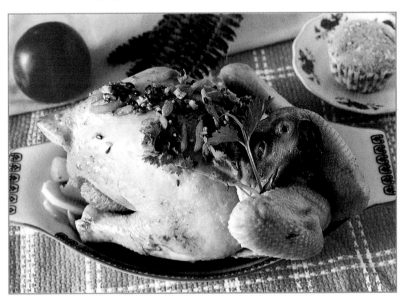

高脂血症的四季飲食 / 41

⑪ 歸芪烏雞

配 料

當歸10克，黃芪20克，烏雞1隻，紹酒10克，冬菇30克，蔥、薑、食鹽各適量，高湯適量。

製 法

把當歸洗淨，切成長短適中的節段；黃芪洗淨，切成薄片；冬菇洗淨，切成兩半；將烏雞宰殺後處理完畢，去爪；薑拍鬆，蔥切成段備用。把烏雞放入沙鍋內，加入高湯及適量清水，放入紹酒、蔥、薑、鹽、冬菇、當歸、黃芪，先用武火燒沸，再用文火燉煮1小時即成。

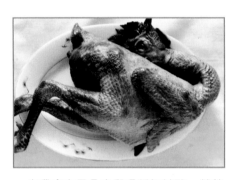

烏雞含有黑色素和多種氨基酸，營養價值很高，能補血益氣。

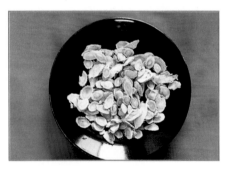

黃芪具有增強機體免疫功能、利尿、抗衰老、保肝、降壓作用。

用 法

每日1次，佐餐食用，每次吃雞肉50克，隨意喝湯、吃冬菇。

功 效

氣血雙補，養陰退熱，滋補肝腎。

主 治

適宜於腦血管病、高脂血症、冠心病、心律不齊、氣血兩虛者食用。

來 源

經驗方。

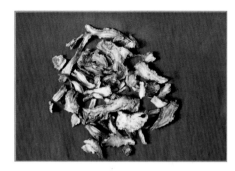

當歸能補血，活血，調經，止痛。為婦科要藥。

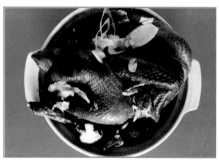

將烏雞放入沙鍋，加清水，放入紹酒、蔥、薑、鹽、冬菇、當歸、黃芪，武火燒沸，再用文火燉1小時。

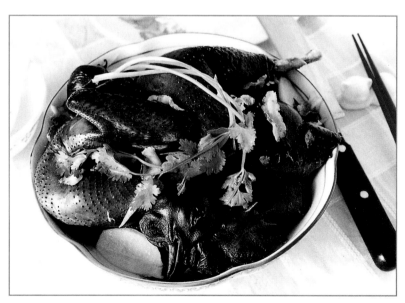

12 大棗桂芪粥

配料

　　大棗10枚，桂枝10克，黃芪10克，龍眼肉10克，大米100克。

製法

　　將大棗洗淨，去核；龍眼肉、桂枝洗淨；黃芪洗淨並切成薄片；大米淘洗乾淨後，將以上4味中藥一起放入沙鍋內，加水100毫升，水沸後用文火煮25分鐘後冷卻，濾去藥渣，留汁。再將藥汁與大米一起入鍋，加清水適量，放入龍眼肉，文火熬至米爛粥成即可食用。

用法

　　每日1次，早餐佐食用。

功效

　　補氣養血，寧心安神。

主治

　　適用於高脂血症及心腦血管病見心氣不足、心悸、失眠及久病體虛的患者食用。

來源

　　經驗方。

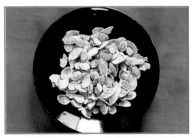

黃 芪

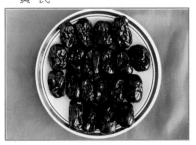

大 棗

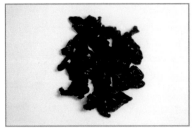

龍眼肉

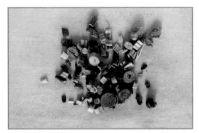

桂 枝

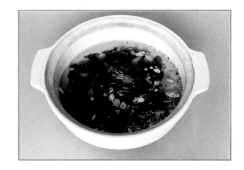

將大棗、桂枝、
黃芪、龍眼肉放入
沙鍋，加水適量，
煎煮25分鐘。

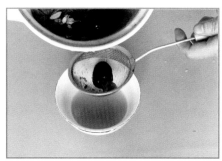

將煎煮好的
藥液過濾。

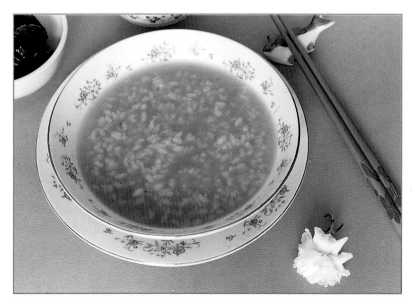

① 五味銀葉大棗蜜

配料

五味子 250 克，銀杏葉 500 克，大棗 250 克，蜂蜜 1000 克，冰糖 50 克。

製法

將五味子、銀杏葉、大棗洗淨，共入鍋中煮 3 次，去渣留汁備用。將煎好的汁加入蜂蜜、冰糖，上火慢熬半小時，冷卻後裝瓶備用。

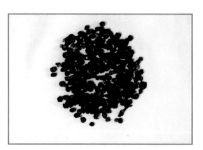

五味子

用法

每次 2 匙，每天 2 次，早晚飯後用開水沖服。宜長期服用。

功效

養五臟，助心血，通脈軟堅，舒張血管，降低血壓，降膽固醇。

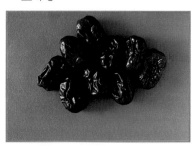

大棗

主治

適用於高脂血症、動脈硬化、冠心病及高血壓病患者飲用。

來源

經驗方。

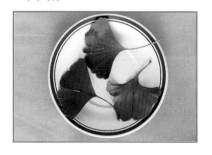

銀杏葉為銀杏樹的葉，含有銀杏黃酮，對高血脂、高血壓、冠心病、心絞痛、腦血管痙攣有效。

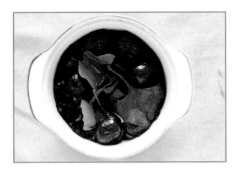

將五味子、大棗、銀杏葉洗淨，放入沙鍋，加水適量煎煮。

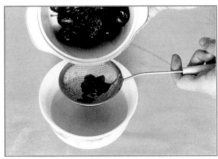

將藥液過濾，並重複煎煮3次，合併濾液，置鍋中濃縮，加冰糖、蜂蜜調味。

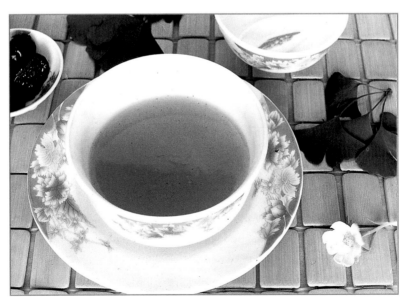

② 鯉魚山楂湯

配料

鯉魚1條，鮮山楂25克，雞蛋清2個，料酒、蔥段、薑片、精鹽、白糖適量，麵粉150克。

製法

將鯉魚去鱗、鰓及內臟，加入料酒、精鹽漬15分鐘。將麵粉加入清水和白糖適量，打入蛋清攪拌成糊備用。然後將魚下入糊中浸透，取出後粘上乾麵粉，放入爆過薑片的溫油鍋中翻炸3分鐘撈出，與山楂一起燉15分鐘，撒上蔥段、味精即成。

用法

佐餐食用。

功效

開胃利水。

主治

適用於冠心病、高脂血症、面身浮腫等症。

來源

民間方。

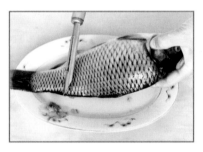

將鯉魚刮去鱗，洗去鰓及內臟。

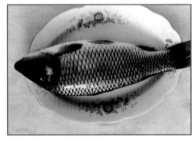

鯉魚營養豐富，可燒可燉，具有利水消腫，下氣通乳功效。

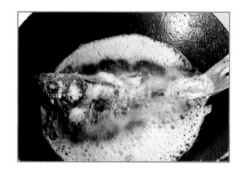

將鯉魚放入糊中浸透，下油鍋中翻炸3分鐘。

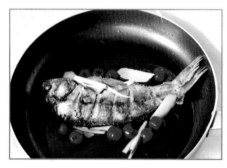

將炸好的鯉魚，與山楂一起燉15分鐘，撒上葱段，加味精即成。

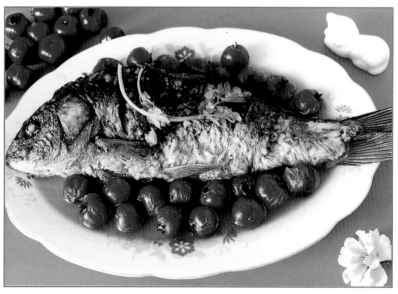

③ 蘿蔔粥

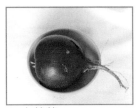

大蘿蔔

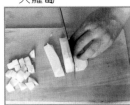

切蘿蔔

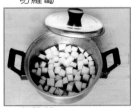

煮蘿蔔

配 料

　　大蘿蔔5個，粳米100克。

製 法

　　先將蘿蔔洗淨，切塊，加水煮熟，絞取汁。然後把粳米淘洗乾淨，同蘿蔔汁一起入鍋併水煮成稀粥即成。

用 法

　　每日分兩次熱服，或早、晚餐食用。

功 效

　　消食利膈，化痰寬中，降脂降壓。

主 治

　　適宜於食積脹滿、痰嗽失音、吐血、消渴以及膽石症、高血壓、高脂血症等患者長期服食。

來 源

　　《飲膳正要》。

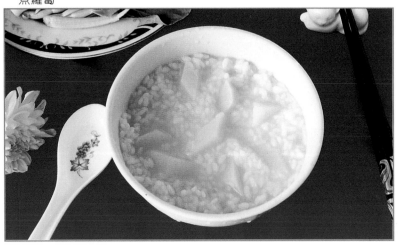

❹ 山楂粥

配 料

　　山楂30～40克,粳米100克,砂糖10克。

製 法

　　先將山楂入沙鍋煎取濃汁,去渣後加入粳米、砂糖煮粥。

用 法

　　可在兩餐之間當點心服食,7～10天為1個療程。

功 效

　　健脾胃,消積食,散瘀血。

主 治

　　適用於冠心病、高脂血症、高血壓等症。

來 源

　　《粥譜》。

宜 忌

　　不宜空腹食用。

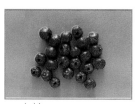

山楂

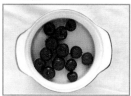

先將山楂放入沙鍋

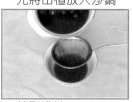

煎取濃汁

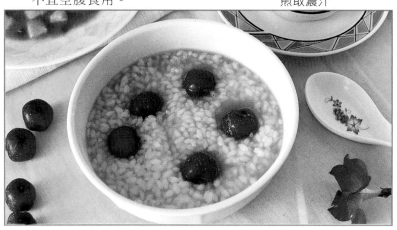

⑤ 沙鍋白菜

豬肉100克，冬菇5克，白菜150克，火腿3克，生薑、精鹽及味精各適量。

製 法

先將豬肉洗淨加料酒、生薑，入鍋煮至八成熟後撈出晾涼，切成肉片；冬菇、蝦米放在碗裏用溫水泡發，把冬菇擇乾淨並摘去根蒂；將火腿蒸好切片；白菜洗淨，切成約3厘米長的段；沙鍋內放肉湯，然後將白菜放在肉湯裏，加入泡好的蝦米、冬菇及火腿片，用武火燉開至白菜將爛時，再把肉片倒入沙鍋內，再加作料，片刻即成。

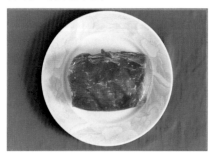

豬肉能滋陰潤燥

用 法

佐餐食之。

功 效

調補五臟，補虛開胃。

主 治

對於營養不良、冠心病、腦血管病及血脂高而體虛的患者尤為適宜食用。

來 源

經驗方。

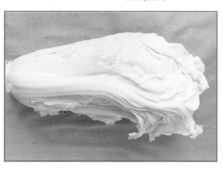

白菜營養豐富，吃法多樣，具有通利腸胃，消食下氣，潤肺止咳作用。

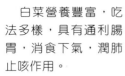

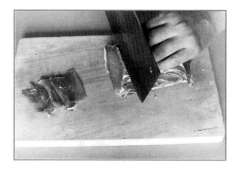

將豬肉洗淨,切
成片。

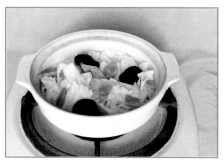

沙鍋中放入肉
湯,加白菜,蝦
米、冬菇、火
腿,武火燉至白
菜快爛時,再把
肉片放入沙鍋,
片刻即成。

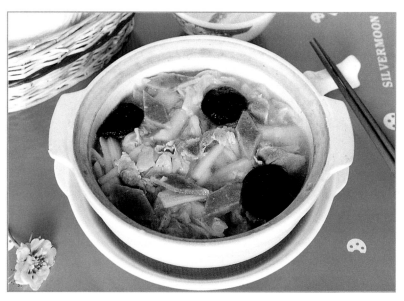

❻ 雞片油菜

配 料

油菜 200 克，雞脯肉 50 克，植物油 15 克，料酒 20 克，蛋清半個，澱粉 3 克，精鹽、味精適量。

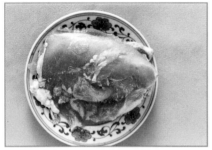

雞 肉

製 法

先把油菜洗淨，切成長短適宜的段狀；把雞肉切成薄片，用蛋清、料酒、澱粉及少量鹽攪拌均勻；待油鍋燒熱，將雞片倒入，武火急炒至九成熟時，取出待用；再把油鍋加熱後加少量鹽炒油菜，最後將快熟的雞片和餘下的少量作料一併倒入鍋內，快速拌勻即成。

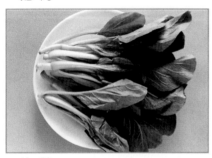

油 菜

用 法

佐餐食之。

功 效

補虛益腎。

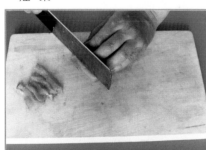

切雞肉條

主 治

適宜於高血壓病、冠心病、高脂血症、腦血管病、骨質軟化症及體型肥胖者食用。

來 源

經驗方。

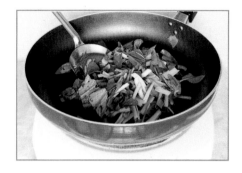

將油鍋加熱，加少量鹽炒油菜。

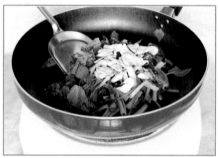

油菜快熟時加入炸好的雞條放入鍋內，加調味品。

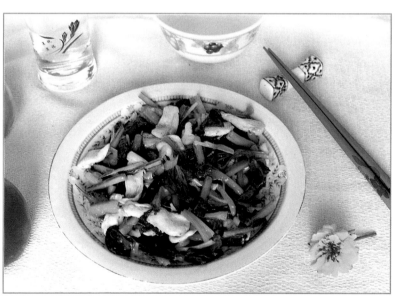

7 赤小豆粥

配 料

赤小豆 30 克，粳米 50 克。

製 法

將赤小豆洗淨放入鍋內，加水適量，用武火燒沸後，轉用文火繼續煮至半熟加淘洗好的粳米繼續煮至熟透。

用 法

每日 1 次，作早餐用。

功 效

赤小豆含蛋白質、脂肪、碳水化合物、粗纖維、灰分、鈣、鐵、磷、維生素及尼克酸等。具有利水除濕，和血排膿，解毒與退黃作用。粳米功能補中益氣，養陰生津，可緩解泄瀉多汗，納食量少，倦怠乏力等。該方並能利水消腫，除濕解毒。

主 治

適用於肥胖症、高脂血症及各種水腫等症。

來 源

《中國家庭藥膳》。

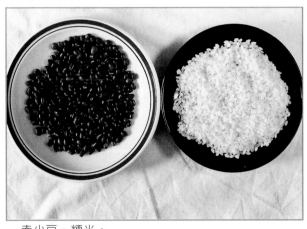

赤小豆、粳米。

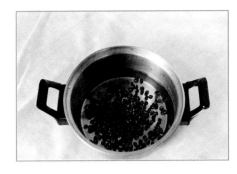

先將赤小豆洗淨，放入鍋中，加適量清水煮至半熟。

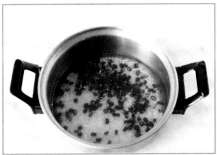

將粳米淘洗乾淨，放入赤小豆湯中，煮至米熟。

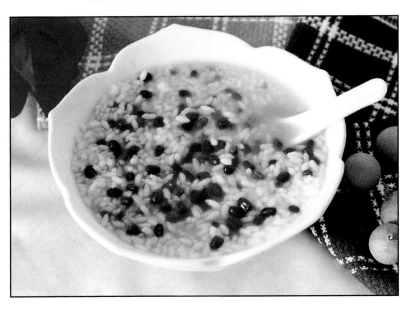

⑧ 蝦米白菜

配料

白菜 200 克，乾蝦米 10 克，植物油 10 克，醬油 10 克，精鹽及味精適量。

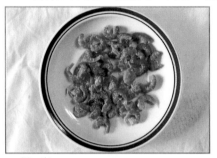

蝦 米

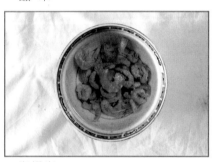

泡蝦米

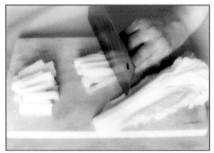

白菜洗淨，切段。

製 法

先將乾蝦米用溫水浸泡發好；再將白菜洗乾淨，切成長短合適的段(約 3 厘米)。然後，將油鍋燒熱，放入白菜炒至半熟，再將發好的蝦米、精鹽、味精放入，加適量清水，蓋上鍋蓋燒透即成。

用 法

佐餐食用。

功 效

白菜營養豐富，能幫助消化，防止乾燥。促進小兒生長發育，提高男性精子活力。此方能調補心腎，除濕健脾。

主 治

適宜於高血壓、冠心病、肥胖症、高脂血症等患者食用。乳母、兒童、青少年、孕婦等均可食用。

來 源

經驗方。

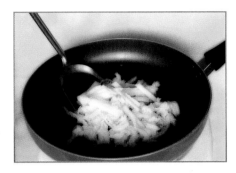

油鍋燒熱，
放入白菜炒至
半熟。

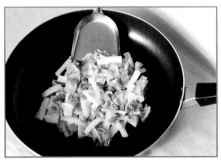

再將發好的蝦
米、精鹽、味精
加入，加適量清
水，燒透。

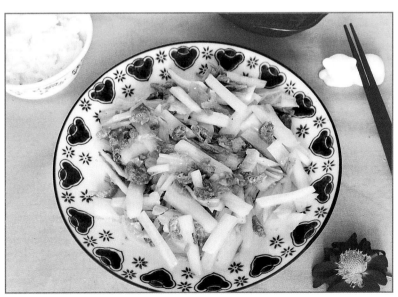

9 羊肉冬瓜

冬瓜250克，瘦羊肉50克，醬油3克，葱花、生薑絲、香油、鹽、味精各適量。

製法

先將羊肉切成片，用香油、醬油、葱花、薑絲拌均勻；再將冬瓜去皮，洗乾淨、切成片；油鍋熱後先炒冬瓜，加適量水並加入醬油、鹽後燒開，再將已拌好的羊肉片倒入鍋內燉熟後起鍋，調入少許味精即成。

用法

佐餐食用。

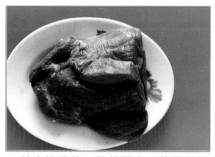

羊肉性溫熱，營養豐富，熱量較牛肉高，具有益氣補虛，溫中暖下功效。

功效

調補心腎，除濕利尿。

主治

凡高血壓病、腦血管病、冠心病、肥胖症及高脂血症患者，慢性腎病、水腫及久病體虛與老年人皆可食用。

來源

經驗方。

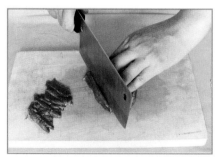

羊肉洗淨，切成條。

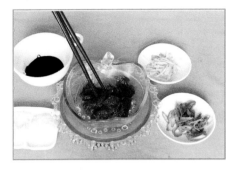

把切好的羊肉，用香油、醬油、蔥花、薑絲拌均勻。

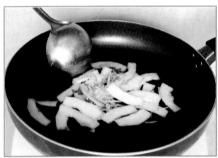

油鍋熱後，先炒冬瓜，加適量水和醬油、鹽，燒開，放入已拌好的羊肉片，燉至肉熟。

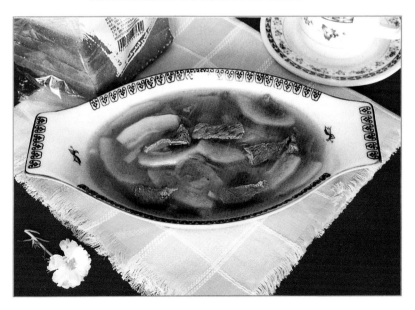

10 菊決飲

菊花3克，生山楂片15克，決明子15克。

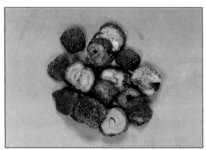

山楂能消食導滯、降血脂。

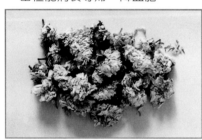

菊花具有疏散風熱，平肝明目，清熱解毒作用。

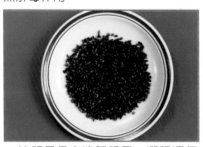

決明子具有清肝明目，潤腸通便作用。

製法

將上述3種材料一同放入保溫杯或茶壺中，用開水沖泡，蓋嚴燜泡30分鐘後即成，一直飲用至味淡。

用法

代茶飲。1日數次，常服無副作用。

功效

清熱明目，活血化瘀，降壓、降脂。

主治

適用於高血壓病、高脂血症、動脈硬化症的防治。

來源

經驗方。

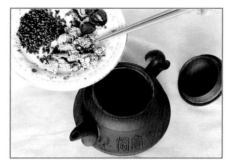

將山楂片（藥店有售）、菊花、決明子洗淨，放入茶壺中。

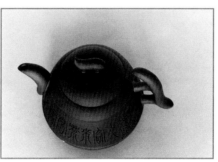

沖入開水，蓋嚴燜泡30分鐘。

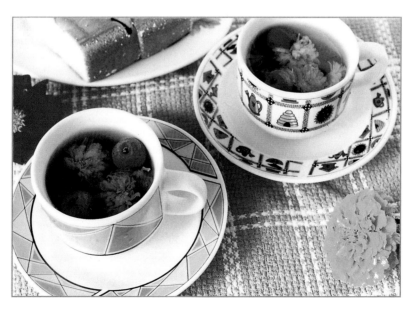

11 雙花枯草飲

配料

金銀花10克，夏枯草30克。

製法

把金銀花及夏枯草放入缸鉢內，沖入適量的沸開水，蓋嚴，燜泡30分鐘，待晾涼後即可飲用。

用法

代茶飲。每日數次，夏季尤佳。常服無副作用。

功效

金銀花具有清熱解毒，疏散風熱作用，具有廣譜抗菌作用，也有一定的降低膽固醇作用；夏枯草能清肝火，散鬱結，具有較強的降壓作用。二者合用，可以清熱明目，平肝降壓。

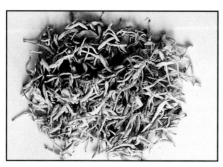

金銀花

主治

適宜於高血壓病、冠心病、高脂血症、動脈硬化症等患者長期服用。

來源

經驗方。

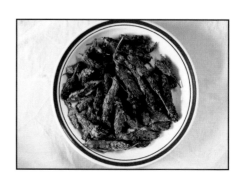

夏枯草

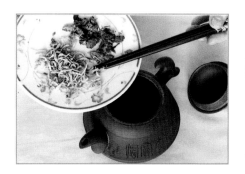

把金銀花及夏枯草放入缸缽內，沖入適量的沸開水。

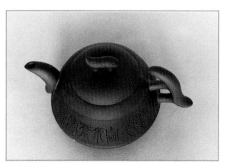

蓋嚴，燜泡 30 分鐘。

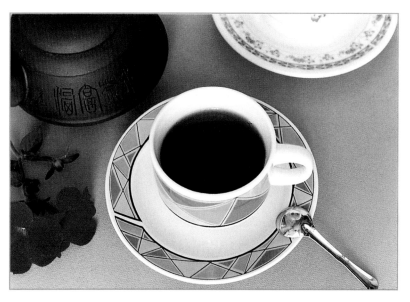

12 木耳山楂粥

配料

　　黑木耳10克，山楂30克，粳米50克，冰糖30克。

製法

　　把黑木耳清洗乾淨，溫水浸泡發開，與山楂、粳米放入鍋中，加水適量煮至粥熟。

用法

　　早晚食用。

功效

　　降脂、降壓，軟化血管。

主治

　　適宜於血管硬化、高脂血症、高血壓病及眼底出血、久病體虛等患者服用。

來源

　　經驗方。

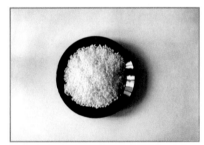
粳米

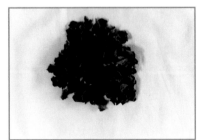
黑木耳

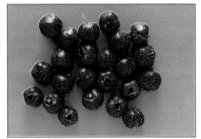
山楂

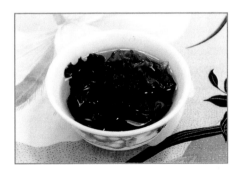

把黑木耳放
入溫水浸泡

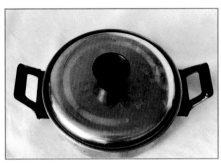

加水適
量煮至粥
熟

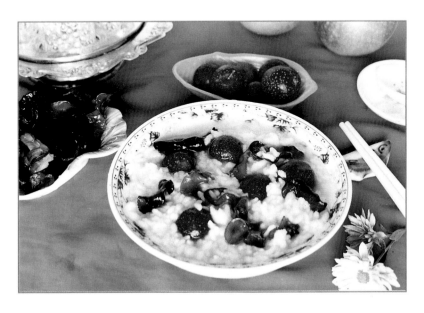

13 首烏大棗粥

配料

製何首烏40克，大棗5枚，粳米100克，紅糖20克。

製法

將首烏洗淨，切成薄片，煎成汁後瀝去藥渣；大棗洗淨，去核取肉；把粳米淘洗乾淨，均入鍋中加清水適量熬煮成粥，再加入紅糖即成。

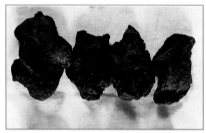

何首烏

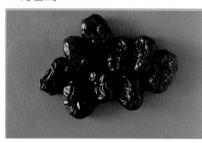

大棗

用法

每日1～2次，7日為1個療程，隔幾日後，可繼續服食。

功效

補氣血，強肝腎，降血脂。

主治

適宜於肝腎虧虛、頭髮早白、頭昏耳鳴、腰膝酸痛、大便秘結、冠心病、高脂血症、神經衰弱等患者服用。

來源

《本草綱目》。

宜忌

大便溏泄者不宜食之；煮粥時，不可用鐵鍋，忌蔥、蒜。

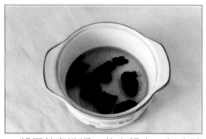

將何首烏洗淨，放入鍋中，加水適量，煎煮30分鐘。

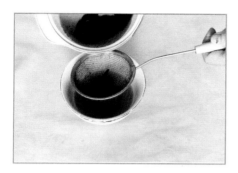

將煎煮好的
藥液過濾，濾
液備用。

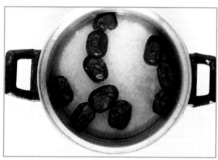

粳米淘洗乾
淨，與大棗共入
鍋中，加水煮至
米半熟，對入藥
汁及紅糖，煮至
米爛。

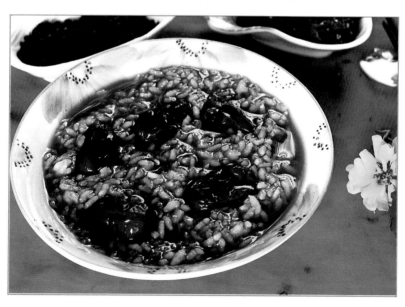

高脂血症的四季飲食 / 69 ●

14 芡實薏米粥

　　芡實、薏米各 40 克，大米 100 克，水適量，食鹽少許。

製 法

　　把大米、薏米淘洗乾淨，芡實搗碎或碾碎芡實，同倒入鍋中，加水適量，用武火煮 15 分鐘後改成小火再熬煮 1 小時，然後加入適量的食鹽調味，米爛成粥，即成。

用 法

　　佐餐食用。

功 效

　　芡實具有固腎益精，健脾止瀉，除濕止帶作用；薏米能利水滲濕，調節內分泌，與大米一起，可以健脾除濕，降脂減肥。

主 治

　　適宜於體重超重的冠心病、高脂血病及並有高血壓的患者服食。

來 源

　　民間方。

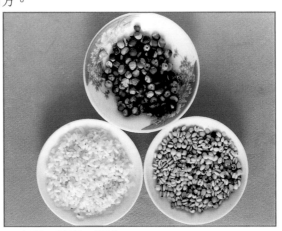

大米、芡實、薏米。

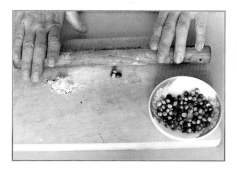

將芡實淘洗乾淨，搗碎或碾碎，備用。

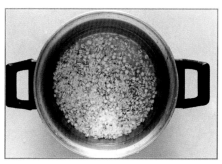

將大米、薏米淘洗乾淨，放入鍋中，加適量清水及芡實粉，武火煮15分鐘後改文火熬煮1小時，加調味品。

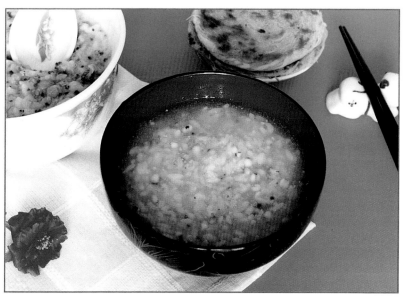

秋季飲食

① 山楂黃精粥

配 料

山楂15克，黃精15～30克，粳米100克，白糖適量。

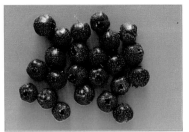

山楂能活血化瘀，消積化痰。能降脂、降壓。

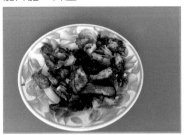

黃精所含黃精多糖，具有降脂、降血糖作用，對結核杆菌有顯著抑制作用。

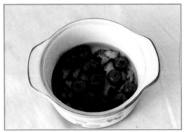

將山楂黃精洗淨，放入沙鍋中，加水煎煮20分鐘。

製 法

選乾淨山楂、黃精煎取濃汁後去渣，再同洗淨的粳米煮粥，粥成後加入適量白糖即可。

用 法

每日2次，溫熱服。

功 效

補脾胃，潤心肺，祛瘀血，降血脂。

主 治

適用於高脂血症及動脈硬化症患者食用。

來 源

經驗方。

宜 忌

平素痰溫偏感者忌用，脾胃虛寒者亦不宜用。

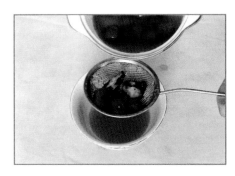

將藥液過濾，
濾液備用。

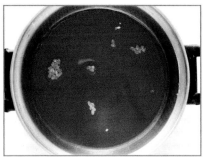

將粳米淘洗乾
淨，放入鍋中，
加入藥液煮至粥
熟，再加入白糖
調味。

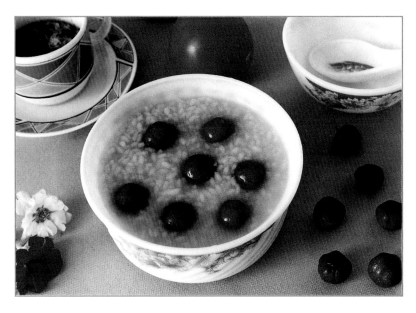

② 首烏黑豆燉甲魚

配 方

何首烏30克，黑豆60克，甲魚1隻，紅棗3枚，薑、鹽等調味品適量。

製 法

將甲魚宰殺，去除內臟，洗淨切塊，略炒備用。將甲魚塊、黑豆、何首烏、大棗及生薑一起隔水燉熟，調味後即成。

用 法

吃肉喝湯佐餐。

功 效

滋陰益肝腎，降血壓，有明顯降低血管膽固醇作用。

主 治

適宜於高脂血症、冠心病的患者，常服有效。

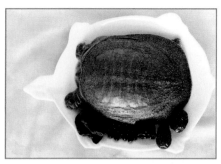

來 源

經驗方。

甲魚營養豐富，能促進血液循環，抑制腫瘤細胞生長，提高機體免疫功能，與何首烏、黑豆、大棗一起合用能降血脂，益肝腎。

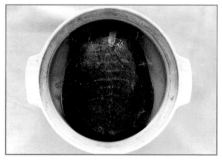

將甲魚用開水燙一下。

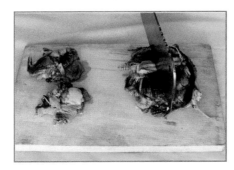

將甲魚洗淨，
去除內臟，切
塊。

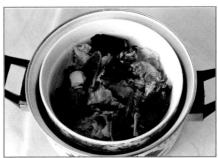

將甲魚塊、
黑豆、何首
烏、大棗及生
薑一起，放入
蒸盆，隔水燉
熟。

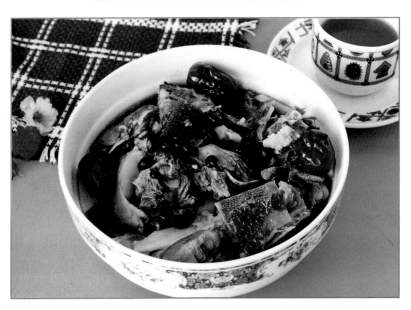

③ 酸棗仁粥

配 料

　　酸棗仁(生、熟均可) 3 0 克，粳米100克。

製 法

　　將酸棗仁搗碎，濃煎取汁，再以淘淨的粳米煮粥，待粳米半熟時，加入酸棗仁煎汁，同煮粥成即可。

用 法

　　每日 1 次，晚上佐餐食用。

功 效

　　酸棗仁具有養心益肝，安神，斂汗作用，能鎮靜、催眠，其汁與大米煮粥，具有養肝寧心，安神，止汗的功效。

主 治

　　適用於高脂血症偏於神經衰弱者。

來 源

　　《太平聖惠方》。

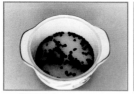
酸棗仁

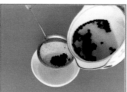
濃煎取汁

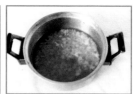
以粳米煮粥

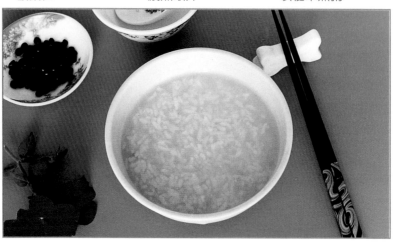

④ 銀耳山楂羹

配料

　　銀耳20克，山楂片或山楂糕40克，白糖適量。

製法

　　將銀耳沖洗後，用冷水浸泡1天，全部發透，擇洗乾淨，放入沙鍋內，並倒入銀耳浸液。再將山楂糕切成小方塊，與白糖一同加入銀耳鍋內，燉半小時至銀耳爛，汁成羹離火即成。

用法

　　當點心食用，或臨睡前食。每次1小碗。

功效

　　滋陰養胃，強心補血，潤肺降壓，降低血脂。

主治

　　為心血管疾病、高血壓病的輔助食療食品。

來源

　　《常見慢性病食物療法》。

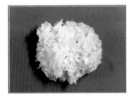
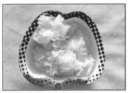
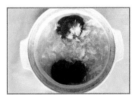

銀　耳　　　　　浸泡銀耳　　　　　放入山楂糕

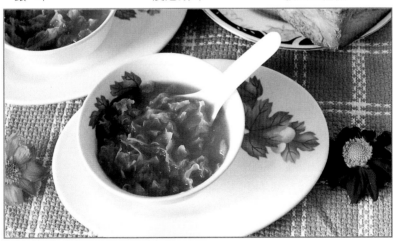

⑤ 糖醋帶魚

配 料

鮮帶魚250克，醋35克，醬油5克，葱花3克，料酒10克，白糖30克，植物油30克，味精、食鹽適量。

製 法

先將葱洗淨切成葱花備用；將帶魚處理完畢，用刀劃斜紋，切成長短適宜的段塊後，先取一部分料酒、醬油浸泡魚塊半個小時，撈出，放入熱油鍋裏炸至金黃色，再撈出濾油；然後用少許油在鍋裏把葱花炸好後，急倒入炸好的魚塊，並倒進餘下的作料，燜數分鐘後，加入白糖、醋，用微火煨數分鐘即可出鍋。

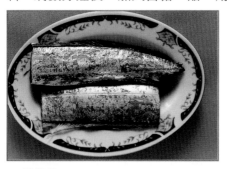

鮮帶魚

用 法

佐餐食用。

功 效

調補氣血，益腎健腦。

主 治

適宜於高脂血症、冠心病、高血壓病、慢性腎炎、營養不良及大病後體質虛弱的患者服食。

來 源

經驗方。

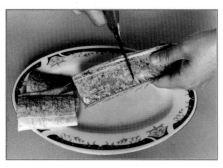

切 段

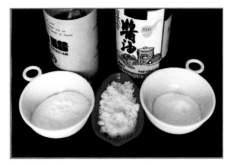

作料

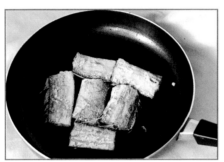

將醃好的帶
魚，放熱油鍋中
炸至金黃。倒進
作料，加白糖、
醋微火煨數分
鐘。

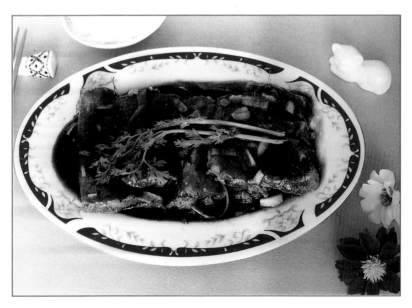

⑥ 參麥瘦肉湯

配料

　　西洋參10克，麥門冬10克，五味子6克，瘦豬肉50克，冬菇30克，生薑、大蔥、精鹽各適量，雞湯600毫升。

製法

　　將西洋參洗淨，燜透，切成薄片；麥門冬洗淨去心；五味子洗淨；冬菇洗淨，一切兩半；大蔥切成段、生薑拍鬆；將豬肉洗淨切成4厘米見方的肉塊備用。把豬肉塊放入沙鍋內，加入冬菇、薑、蔥、鹽、人參、麥門冬、五味子，並加入雞湯600毫升和適量的清水，用武火燒沸後，再用文火煮1小時即成。

用法

　　佐餐食用，每日1次。

功效

　　益氣養陰，活血清熱，調補心脾。適宜於冠心病、腦血管病、久病體弱見氣陽不足者服食。

來源

　　經驗方。

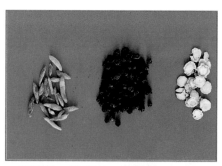

麥門冬、五味子、西洋參。

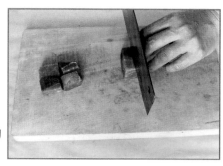

　　豬肉洗淨，切成塊狀。

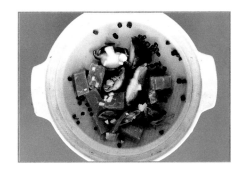

將豬肉放入沙鍋，
加入冬菇、西洋參、
麥門冬、蔥薑，並加
雞湯及適量清水。

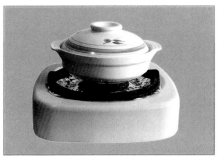

武火煮沸
後，文火煮
1小時。

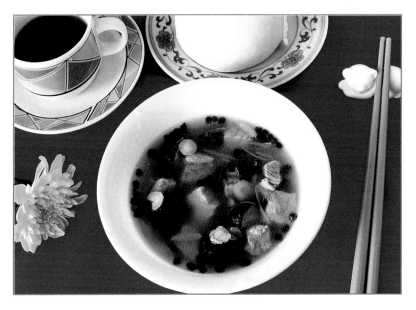

⑦ 山藥蘿蔔粥

配料

山藥12克，蘿蔔100克，大米50克。

製法

將蘿蔔洗乾淨，切成大小均勻的小方塊；大米淘淨；山藥去外皮切成厚片，再將處理好的配料一同入鍋，加水適量，用武火燒開後；改文火煮45分鐘左右至米爛粥粘即成。

用法

早餐食用，每日1次，可常食之。

功效

益氣生津，除濕化痰，活血化瘀。

主治

適宜於高脂血症、腦血管病、冠心病、高血壓病、肥胖病等患者長期食用。

來源

民間方。

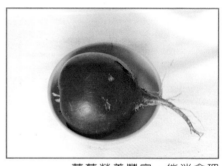

蘿蔔營養豐富，能消食理氣，化痰；能促進新陳代謝，促進食欲，幫助消化。

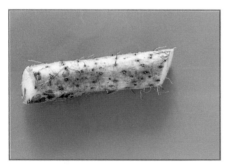

山藥可藥可食，具有較高的藥用價值，能健脾補肺，固腎益精。

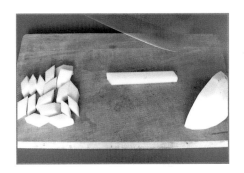

將蘿蔔洗淨，削去皮，切成塊狀。

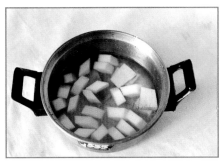

將淘好的大米放入鍋中，加適量水及蘿蔔塊、山藥塊，共煮至粥熟。

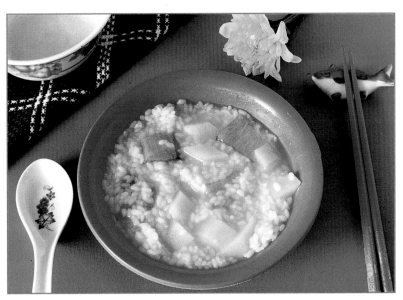

⑧ 蘑菇粥

配 料

　　鮮蘑菇50克，粳米100克，食鹽適量。

製 法

　　將鮮蘑菇洗淨，切片，粳米淘洗乾淨，兩味放入鍋中，加水適量，用文火熬至米爛成粥，再加食鹽調勻即成。

用 法

　　每日2次，可作為早、晚餐食用。

功 效

　　蘑菇含有豐富的蛋白質、氨基酸、維生素，具有一定的抗菌作用。能補氣益胃，化痰理氣，與粳米做成的蘑菇粥，能理氣開胃化痰。

主 治

　　適宜於體虛酸脹、食欲不振、咳嗽痰多、高脂血症、冠心病、腦血管病及糖尿病患者食用。

來 源

　　《粥譜》。

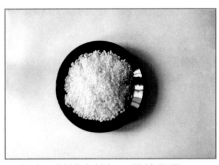

粳米可以補中益氣，健脾和胃。

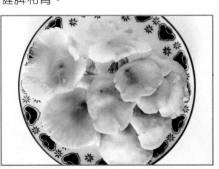

鮮蘑菇營養豐富，可清煮，亦可與各種肉燉，還可涮火鍋。

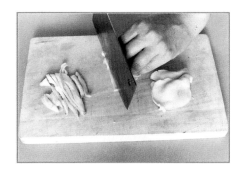

將蘑菇洗淨，
切成條狀。

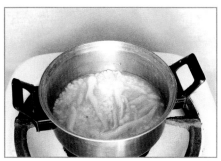

將淘淨的粳
米放入鍋中，
加水及蘑菇
條，文火煮至
粥熟。

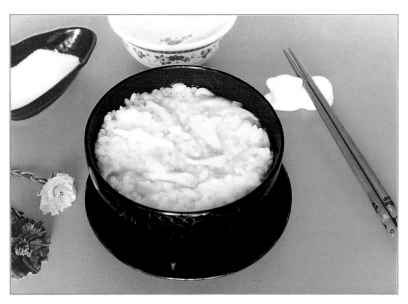

冬季飲食

① 花菇白菜

配料

白菜200克，香菇或梅花菇5克，冬筍50克，植物油10克，精鹽、味精各適量。

製法

將白菜洗淨，切成3厘米長的條狀；花菇用溫水泡發開，擇去根蒂，切成小塊；冬筍去外皮、洗淨，切成長方形薄片；把油鍋燒熱後先翻炒白菜，再酌加肉湯或適量清水，加入梅花菇及筍片，蓋上鍋蓋燒開，放入鹽和味精，改用文火燜軟即成。

用法

佐餐食用。

功效

補益心脾，開胃除濕。

主治

尤適宜於冠心病、腦血管病、高血壓病、慢性腎炎、高脂血症及久病體虛的患者食用。

來源

民間方。

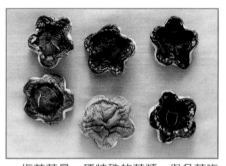

梅花菇是一種特殊的菇類，與冬菇吃法相同，營養也差不多。

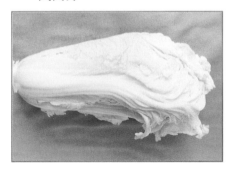

白菜營養豐富，吃法多樣，與香菇炒食，可以補益心脾、調整血脂。

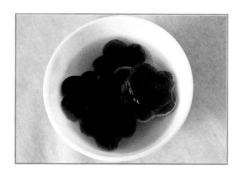

梅花菇在商店中有售，因其形似梅花，故以為名。

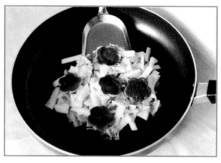

油鍋燒熱，加白菜翻炒添湯，再下梅花菇，文火燜熟，加調料，出鍋。

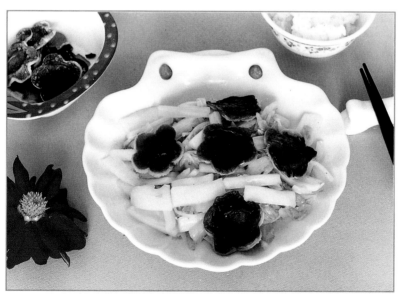

② 豬肉炒洋蔥

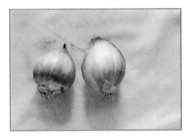

洋 蔥

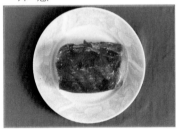

豬 肉

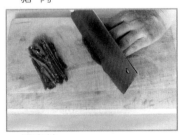

切肉絲

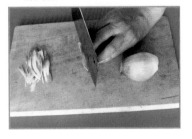

配 料

　　洋蔥150克，瘦豬肉50克，醬油、味精、植物油、鹽各適量。

製 法

　　先將豬肉及洋蔥分別洗淨後切絲備用。將植物油少許倒入鍋內燒至八成熱後，放入豬肉絲翻炒，再將洋蔥絲下鍋與肉絲同炒片刻，再加入各種調料翻炒即成。

用 法

　　佐餐食用。

功 效

　　降低血脂，軟化血管。

主 治

　　具有預防動脈粥樣硬化的作用。

來 源

　　民間方。

　　洋蔥洗淨，切細絲。洋蔥營養豐富，能降低人體血液中的膽固醇和甘油三酯，還可預防感冒。

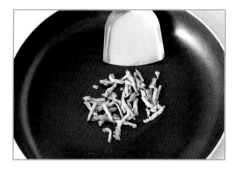

油鍋燒熱，
下肉絲翻炒。

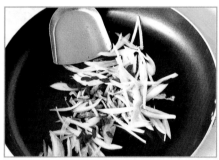

再將洋葱絲
下鍋與肉絲同
炒，加調料。

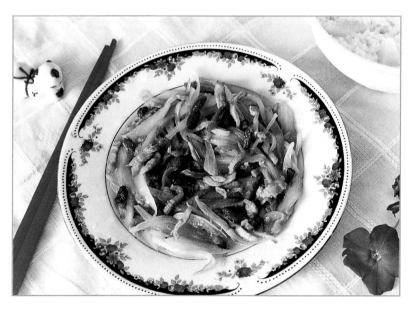

③ 丹參山楂粥

丹參15～30克，山楂30～40克，粳米100克，砂糖適量。

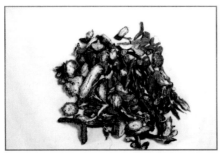

丹參是中藥的一種，具有較好的降血脂、降血壓作用。山楂可藥可食，能健胃消食。

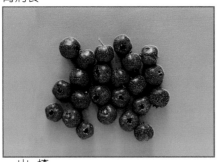

山 楂

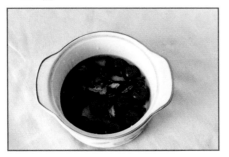

製 法

先將丹參、山楂放入沙鍋煎取濃汁。去渣後加入粳米、砂糖煮粥。

用 法

兩餐之間當點心服食，不宜空腹食用，7～10天為1個療程。

功 效

健脾胃，消食積，散瘀血。

主 治

適宜於冠心病、心絞痛、高血壓、高脂血症等疾病的患者。

來 源

經驗方。

將丹參、山楂放入沙鍋，加水適量，煎煮20分鐘。

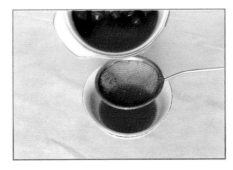

將煮好的山楂、丹参過濾，濾液備用。

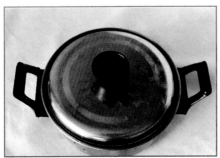

將淘淨的粳米放入鍋中，加入藥液及適量水，煮至粥熟，加糖調味。

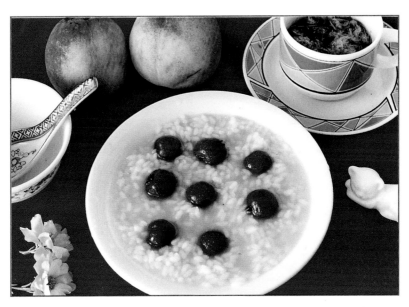

④ 草魚燉豆腐

配料

豆腐500克，草魚1條(約1000克)，青蒜25克，白糖、雞油、雞湯、醬油、料酒各適量。

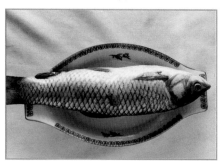

草 魚

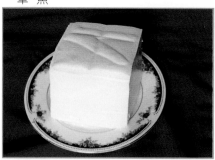

豆 腐

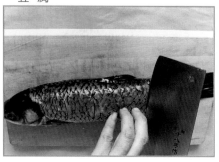

製法

先將草魚去鱗、去鰓，除內臟後洗淨切段；豆腐切成小方塊；青蒜洗淨，切段備用。然後在鍋內加入適量雞肉，燒熱後把魚放入，再加入料酒、醬油、糖和雞湯燉之。待魚煮熟，放入豆腐，先用武火燒沸，後改文火燜5～10分鐘，放入青蒜即成。

用法

佐餐食用。

功效

補中，平肝，祛風，調胃，利水，消腫。

主治

適宜於冠心病、血脂較高及水腫患者食用。

來源

經驗方。

將草魚去鱗及內臟，清洗乾淨，切成段狀。

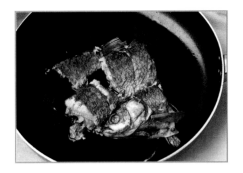

將草魚段放入
油鍋中煎至半
熟，下湯及調
料。

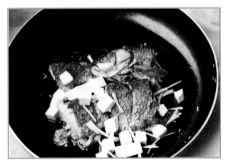

待魚熟，
下豆腐，武
火燒沸，文
火燉5～10分
鐘，加入青
蒜，出鍋。

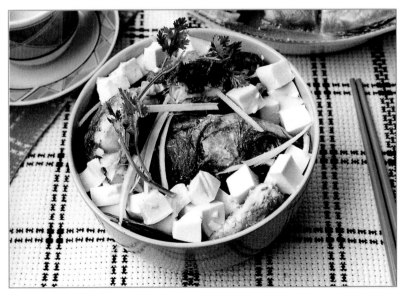

⑤ 大棗冬菇湯

配 料

　　大棗15枚，乾冬菇15個，生薑、花生油、料酒、食鹽、味精各適量。

製 法

　　先將乾冬菇洗淨泥沙；大棗洗淨去核；將清水、冬菇、大棗、食鹽、味精、料酒、生薑片及熱花生油少許一起放入蒸碗內加蓋，上籠蒸60～90分鐘，出籠即成。

用 法

　　佐餐食用。

功 效

　　益氣活血。

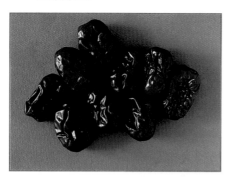

主 治

　　適用於高血壓、冠心病等。

來 源

　　民間方。

　　大棗富含各種營養，具有保肝，增強體肌力作用。

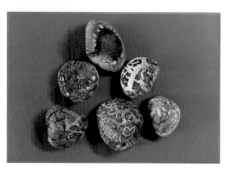

冬菇味道鮮美，營養豐富，能增強機體免疫功能，抑制癌腫生長。

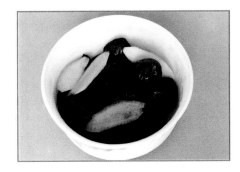

將洗淨的大棗、泡好的冬菇放入碗中，加清水、食鹽、生薑。

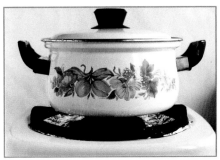

放入鍋中蒸1小時。

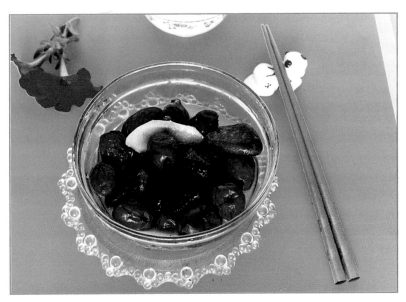

6 三杯雞

配料

　　雞 500 克，甜米酒汁 30 克，洋蔥頭 20 克，豬油 20 克，生薑 15 克，醬油 30 克，香油 0.5 克。

製法

　　先將蔥、薑切成薄片備用；把宰殺處理完畢的雞切成方塊，雞頭、雞腳亦剁成方塊，全部裝入沙鍋內，再將蔥、薑片、豬油、醬油、甜米酒一起放進沙鍋，用微火燉約30分鐘，待雞汁漸乾時，加上香油少許即成。

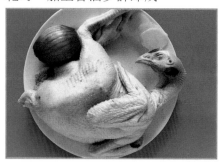

雞肉營養豐富，蛋白質含量很高。目前提倡吃白肉，吃"兩條腿"或"無腿"的肉類，有利於降低膽固醇，調整血脂。

用法

　　佐餐食用。

功效

　　補虛益腎，降壓、降脂。

主治

　　適宜於冠心病、高血壓、高脂血症、營養不良、慢性腎炎的患者食用。

來源

　　經驗方。

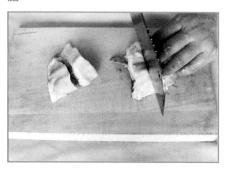

將雞肉洗淨用沸水焯一下，切塊狀。

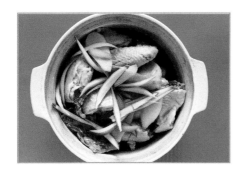

將雞塊、蔥、薑、豬油、醬油、甜米酒放入沙鍋。

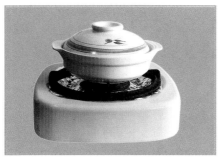

文火燉30分鐘，待雞汁快乾時，加香油，出鍋。

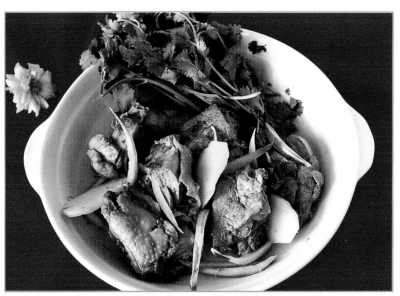

⑦ 山楂益母茶

配料

山楂 30 克，益母草 10 克，綠茶 5 克。

製法

山楂洗淨瀝乾，益母草揀乾淨及洗淨後與綠茶用沸水沖沏，蓋上蓋燜 10 分鐘即成。

用法

代茶飲。每日數次，隨意飲用。

功效

清熱化痰，活血降脂，醒腦通脈。

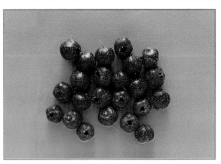

山楂能消食積，活血化瘀；能降低血脂，降低膽固醇；但脾胃虛寒的人不應多食。

主治

適宜於冠心病、高脂血症、多寐嗜睡、食欲不振等患者飲用。

來源

經驗方。

宜忌

失眠患者不宜睡前服用。

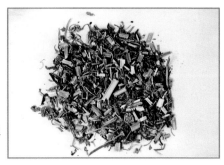

益母草為婦科中藥，能活血通經、化瘀通脈。

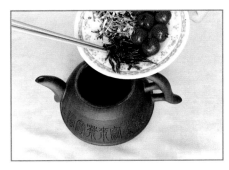

將益母草、山楂、綠茶洗淨，放入茶壺中。

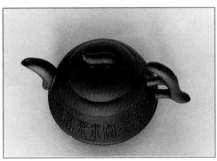

用沸水浸泡10分鐘，蓋上蓋。

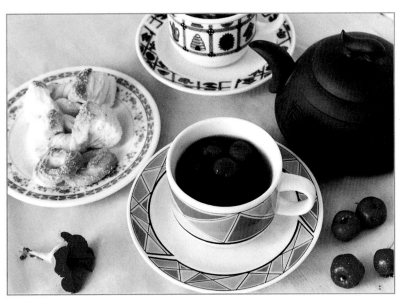

⑧ 花椒嫩雞

配 料

　雞300克，醬油、味精、花椒、香油、生薑5克，精鹽、醋、蔥各適量。

製 法

　把蔥、薑洗淨後切絲；把已處理好的雞隻（約300克）放入開水鍋裏煮至半熟取出，剁成小長方形雞塊；把雞皮朝下逐塊整齊地擺放在碗裏，將雞頭和碎雞塊放在上面；鍋放油在旺火上，把花椒炸焦，連油一齊倒進盛有雞塊的碗裏，將味精、醬油、醋、鹽等一起調勻，也倒入裝雞塊的碗裏，最後把蔥、薑絲撒在上面，然後上籠用武火再蒸半個小時，待雞塊熟透，取出，將碗倒扣在大盤上即成。

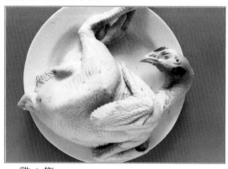

雞1隻

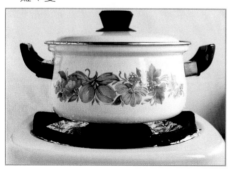

用 法

　佐餐食用。

功 效

　補養氣血，調補心脾。

主 治

　適宜於高血壓、高脂血症、冠心病、腦血管病、消化不良、營養不良、手術後恢復期等患者食用。

來 源

　經驗方。

　將雞洗淨，放入鍋中煮至半熟。

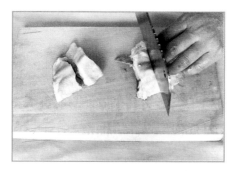

將半熟的雞切
塊，備用。

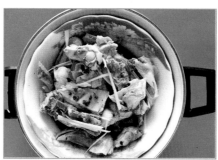

將雞皮朝
下整齊放在碗
裏，加調味
料，葱絲、薑
絲擺在上面，
上籠蒸30分
鐘。

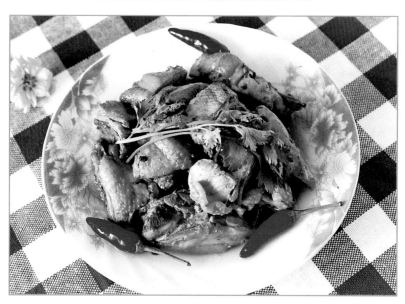

高脂血症的四季飲食／101

⑨ 丹參茶

配 料

丹參 6 克。

製 法

將丹參切片，開水沖泡。

用 法

代茶飲至味淡，每日1～2次。

功 效

丹參能擴張冠狀動脈，增加冠脈流量，改善心缺血、梗塞和心臟功能，調整心律，改善微循環；能降血脂，還有增強免疫、降低血糖及抗腫瘤作用。同時，用丹參沖茶，能活血化瘀。

主 治

適宜於冠心病、高脂血症患者飲用。

來 源

《中國藥膳學》。

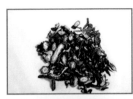

丹 參

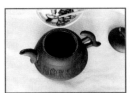

放入丹參，開水沖泡即成。

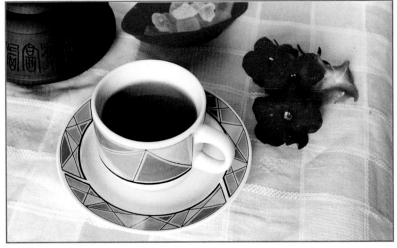